JN094906

高齢者のナイトケア

生活の場を中心とした支援のポイントと実際

尾﨑章子・坪井桂子　編著

日本看護協会出版会

執筆者一覧

■編集 -

尾﨑章子	東北大学大学院医学系研究科 教授
坪井桂子	神戸市看護大学看護学部 教授

■執筆（執筆順） -

尾﨑章子	前掲
坪井桂子	前掲
大橋由基	医療法人社団洛和会 洛和会音羽リハビリテーション病院 看護主任
藤田　愛	医療法人社団慈恵会 北須磨訪問看護・リハビリセンター 所長／慢性疾患看護専門看護師
石橋信江	神戸市看護大学看護学部 准教授
岸上弥栄美	社会福祉法人豊寿会 介護老人保健施設 はつらつ海津
秋定真有	神戸市看護大学看護学部 助教
上田　愛	独立行政法人国立病院機構 神戸医療センター／老人看護専門看護師
熊田真紀子	仙台赤門短期大学看護学科 准教授

まえがき

夜は私たちに特別な感情を呼び起こします。薄暗く静まり返った雰囲気に安らぎや落ち着きを感じるときもあれば、長い夜を一人で過ごす寂しさ、時には静寂な暗闇の中に恐怖を感じることもあるでしょう。昼間とは異なる雰囲気の中で、日中には表面化しない高齢者のさまざまなニーズが顕在化されたり、増幅されたりすることがあります。不眠、不安や痛みの増強、水分補給、排泄、転倒・転落、せん妄、徘徊、暴力などです。

一方、高齢者ケアの現場で働く人々にとっても、夜間の勤務は身体的負担だけでなく、業務の質の違いや判断、責任の重さから来る心理的負担をもたらします。病院や施設における夜間の看護職の配置数は日中に比べ極端に少なくなり、一部では、介護職だけで夜勤を行っているところもあります。また、在宅療養者を支える訪問看護ステーションでは、夜間、職員が夜間待機するオンコール体制に入ります。人的リソースの量や質が限られる中で、日中と同レベルの十分なケアを実践できないジレンマを感じる場面もあるでしょう。

夜間独特の環境の中、そこで療養する高齢者も働く人も巻き込まれ、特有の物語が展開されます。その物語の中に、心に秘められた心情やまだ知られていない生活史を発見したり、日中には現れないその人らしさの片鱗を見つけたりすることがあります。夜だからこそわかること、できることもあるのです。

本書では、療養型病院や回復期病棟、特別養護老人ホームや介護老人保健施設、そして在宅という「生活の場」を中心に、療養する高齢者の尊厳を守り、その人らしく生きることを支えるための夜間のケア（ナイトケア）について取り上げ、夜勤に従事する看護職・介護職および管理者が、限られた人員の中で適切なナイトケアを提供できるよう、夜間に生じやすい高齢者のニーズに焦点を当て、その対応と職場管理の立場からのサポートについてまとめました。

執筆者はさまざまな場で活躍し、高齢者ケアに豊富な経験と見識をもち、その文面からは高齢者への深い愛情が滲み出ています。本書で取り上げた事例等について、読者の皆様であればどのように対応されるでしょうか？　その人にとって安らぎのあるナイトケアとは何かを探りながら読み進めていただければ嬉しく思います。

2023 年 3 月

尾﨑章子

坪井桂子

目　次

高齢者にとっての眠り

　高齢期になると、早寝早起きになるとともに、睡眠が浅くなり、夜中に何度も目が覚めるなど、健康な高齢者でも睡眠障害を自覚する人が増加します。看護実践の現場でも「眠れない」「眠りが不規則」「日中ウトウトして夜なかなか眠れない」などさまざまな高齢者の悩みに向き合っていると思います。ここでは、『高齢者のナイトケア』という本書の本題に入るためのプロローグとして、高齢者にとっての眠りとケアの考え方について述べます。

1　眠りを手がかりにその人の理解やケアにつなぐ

　私たちにとって夜になったら眠り、朝になったら起きるという生活は当たり前の毎日です。そして、一過性の不眠は誰もが経験することです。しかし、どうしても眠れずに苦しむ人がいます。眠れない苦痛は本人にしかわからず、たとえ家族であってもなかなか理解してもらえません。このため、苦しさや理解されない孤独感を本人一人で抱えていることがあります。「夜は眠れていますか？」と眠りについて尋ね、眠れない苦痛に共感することで、生活の様子が見えやすく、こころの問題にも触れやすくなるように感じています。

　また、看護実践の現場では、目の前の課題対応が優先され、睡眠や休息への配慮は後回しになりがちです。不眠を単独で自ら訴える高齢者は多くありませんが、睡眠を切り口にすることで、生活習慣や生活リズム、生活環境、ストレスなどを把握し、一歩踏み込んだ支援につなげることが可能となります。

　高齢者によくみられる早朝覚醒などは「不眠症状」ととらえられやすいのですが、長年の生活習慣や携わっていた仕事等の生活史が反映された睡眠習慣である場合もあります。不眠症状と決めつける前に、その人の生活史や壮年期の過ごし方を通して、その人を全人的に理解する姿勢が重要です。

2　施設における環境性不眠への対応

　在宅療養では睡眠習慣をはじめとする日中の過ごし方や生活スケジュールにおいて、個人の意向や希望が尊重されやすいよさがあります。一方、大人数が一緒に生活する居室をもつ施設では、1日の生活スケジュールが決まっています。ここでは、施設に入所してい

る高齢者の眠りへの配慮を中心に考えます。

1）施設の環境と不眠

施設では、①消灯時刻が極端に早い（施設によって異なるものの、20〜21時が大半）ため、入眠困難をきたしやすい、②実際に眠れる時間より床に就いている時間が長いため、中途覚醒や熟眠困難を呈しやすい、③入眠時刻が早いため、睡眠が夜中に終了し、見かけ上、中途覚醒、早朝覚醒の様相を呈する環境となっています。いわゆる広義の環境性不眠を誘発します。

（1）消灯時刻と入眠困難

入眠については、体内時計の性質上、習慣的入眠時刻の2〜4時間前は1日の中で最も眠りにくい時間帯（睡眠禁止帯と言います）です。眠気がないのに就床時刻を急に早めると強い入眠困難が生じることがわかっています。このような場合、睡眠薬を使用しても眠るのは困難で、健忘やふらつきなどの副作用のみが出現することがあります。

したがって入所した際に、施設の消灯時刻がその人の睡眠禁止帯に入っていると、強い入眠困難を引き起こします。睡眠・覚醒リズムは徐々に（数日で）施設のスケジュールに同調するため、安易な睡眠薬の使用は副作用リスクの点から避けたいものです。このような場合には、高齢者に睡眠のメカニズムを説明し、無理に眠ろうとせずに床から離れてもらい、眠くなるまで過ごすことのできるスペースを確保するとよいでしょう。

（2）中途覚醒と睡眠の質の低下

睡眠時間と床上時間（就床時刻から起床時刻までの時間）との関係については、生理的に必要とする以上に眠ることはできず、過剰な床上時間は、中途覚醒が増加して、睡眠が分断され、かえって睡眠の質を悪化させることがわかっています。高齢者の中には、「8時間眠らなければならない」と8時間睡眠にこだわり、睡眠を確保しようと長時間寝床で過ごしたり、「夜はすることがないから」と眠くないのに早々と床に就く人もいますが、このような行動は不眠を生じさせたり、悪化させることにつながります。

（3）中途覚醒、早朝覚醒を呈する睡眠の終了

睡眠時間は加齢とともに減少します。消灯時刻が極端に早いと、夜中には睡眠が終了してしまいます。再入眠を試みてもなかなか寝つけず、中途覚醒、早朝覚醒の様相を呈します。見かけ上の中途覚醒、早朝覚醒から不眠と判断されてしまうことがあります。

2）個別性を尊重した睡眠スケジュール

施設の暮らしは集団生活のため、ある程度規則正しい生活は必要ですが、休養の必要性を勘案しつつも、個々の高齢者の生活習慣を尊重し、ニーズに応じて柔軟に対応していくことも重要です。睡眠時間には個人差があるため、入所前の消灯時刻、起床時刻を確認し、その人にあった睡眠時間が確保できるよう睡眠スケジュールを整えるとよいでしょう。

3）夜間だからこそできるケア

　寝床の中で悩みごとを考えているうちに目が覚めて眠れなくなった経験は誰にでもあるでしょう。不安や悩みは、交感神経を興奮させ、覚醒中枢を活発化させるため、寝つきを悪化させます。寝床の中で眠れず苦しい体験が続くと、床に就くとかえって目が覚めてしまうという反応を招くため、寝床の中で苦しい思いをする時間を減らすことが重要です。いったん床から離れて別の場所で過ごし、眠気を感じたら再び床に入るとよいでしょう。このようなとき、日中にはあまり語られない（夜間であるからこそ語られる）心情や本音が吐露される場合があります。夜間に込み上げる不安や寂しさにタイミングを逃さず向き合うことが重要です。

4）高齢者のニーズに柔軟に対応する看護の創造性の発揮

　上述のとおり、高齢者のニーズに応じて、柔軟に対応していくことが重要です。眠れないことへの苦痛や不快感を伴うのでなければ、不眠症状があること自体は問題ではありません。「夜は眠らなければ（眠らせなければ）ならない」という固定観念を取り払い、無理に寝てもらおうとする前に立ち止まっていただきたいと思います。集団生活であっても、個々の高齢者の生活習慣や希望、嗜好を尊重し、どこまで柔軟に対応していけるか、人員の課題など組織上の障壁もありますが、そこに看護の創造性を見出すことができると考えます。

I

高齢者にとっての夜

1 生活の場からみた夜

1 高齢者が望む療養生活を送るための場所とは

　高齢者の多くは自宅で暮らしており[1]、関連の調査では、人生の最期を迎えるのに一番望ましい場所は自宅とされ、その理由として「自分らしくいられること」と「住み慣れていること」が挙げられています。一方、絶対に避けたい場所では「子の家」に次いで「介護施設」となっています[2]。実際に、特別養護老人ホーム、介護老人保健施設、介護医療院、介護療養型医療施設を利用している高齢者は約 15%[1] と割合としては少ないものの、自宅で人生の最期を過ごしたいという望みが適わず療養生活を送っていることがうかがえます。

　中島[3] は「私の考える居場所とは人が毎日〈生きる身〉の時を刻む場」とし、「そこでの一瞬一瞬の記憶がひとり一人の特別な日常を形づくる。そのように〈身を置く所〉をもって人は安寧な人生を送ることができる」と述べています。言うまでもなく、高齢者ケア施設は療養が必要な高齢者が日常を過ごす場ですが、その場が中島のいう「居場所」となるならば、図らずも入居することになった高齢者の支えになるのではないでしょうか。そして、看護職が多職種と協働し、より質の高いケアを提供することで、「ここで最期まで過ごしたい」「ここでよかった」と人生の最期を豊かにすることができると考えます。

2 高齢者を支える主な病院・施設の概要と夜間の看護体制

　高齢者が療養生活を送る主な病院・施設としては、療養病床（医療療養病床・介護療養病床）や 2018（平成 30）年に創設された介護医療院を含め、特別養護老人ホーム（指定介護老人福祉施設）、介護老人保健施設等（表 I-1-1）が挙げられますが、それぞれの概要と夜間の看護体制は下記に示すとおりです。

1) 療養病床（医療療養病床・介護療養病床）

　療養病床は、病院または診療所の病床のうち、主として長期にわたり療養を必要とする患者が入院する医療施設であり、医療保険の医療療養病床（医療保

表 I-1-1　主な病院・施設の概要

	医療療養病床（療養型病院）	介護療養病床（介護療養型医療施設）	介護医療院 I	II	特別養護老人ホーム	介護老人保健施設
概要	病院・診療所の病床のうち、主として長期療養を必要とする患者が入院する	病院・診療所の病床のうち、長期療養を必要とする要介護者に対し、医学的管理の下における介護、必要な医療等を提供する	要介護者の長期療養・生活施設		要介護者のための生活施設	要介護者にリハビリ等を提供し、在宅復帰を目指す施設要介護者のための生活施設
設置根拠	医療法	介護保険法	介護保険法		老人福祉法介護保険法	介護保険法
1施設あたりの定員数	34.4		63.0		69.3	86.9
1居室あたりの面積	6.4 m²	6.4 m²	8.0 m² 以上		10.65 m²	8.0 m²
看護職員の配置基準（常勤換算）	4：1 以上	6：1	6：1 以上		3：1 以上。うち、看護職員は常勤1人以上	3：1以上（看護職員はうち2／7程度を標準とする）
介護職員の配置基準（常勤換算）	4：1 以上	6：1～4：1	5：1～4：1	6：1～4：1	3：1 以上。うち、看護職員は常勤1人以上。	3：1以上（看護職員はうち2／7程度を標準とする）
医師の配置基準	3人以上	3人以上	3人以上	1人以上	1人以上（嘱託医で可）	1人以上
医師の宿直	要する	要する	要する	要しない	要しない	要しない

[厚生労働省：介護療養型医療施設及び介護医療院　社保審-介護給付費分科会　第 144 回（H29.8.4）参考資料 3, p. 1. ／厚生労働省：介護療養病床・介護医療院のこれまでの経緯　介護医療院の概要, p.1. ／厚生労働省：医療療養病床（20 対 1・25 対 1）と介護療養病床との比較 資料 2-1, p.1. ／厚生労働省：第 7 回社会保障審議会療養病床の在り方等に関する特別部会　療養病床に関する基礎資料　平成 28 年 12 月 7 日　参考資料 2, p.10. をもとに作成]

険財源）と、介護保険の介護療養病床（介護保険財源）があります。

　医療療養病床（療養型病院）は、医療法に基づき設置された病院・診療所の病床のうち、主として長期療養を必要とする患者が入院する医療施設です（看護職員の配置基準〔診療報酬上の基準〕で 20 対 1 と 25 対 1 が存在）。

　介護療養病床（介護療養型医療施設）は、介護保険法に基づき設置された病院・診療所の病床のうち、長期療養を必要とする要介護者に対し、医学的管理の下における介護、必要な医療等を提供するものですが、すでに廃止が決定し、2024 年 3 月末までは移行期間とされており、そのあり方はたびたび議論され

ています。平均在所日数は491.6日、平均要介護度は4.35、認知症の人の占める割合は96.8%、約8割が医療機関から入所し、死亡退所は約5割です[5]。

　夜間の看護体制としては、所属フロアに看護職1名と介護職2名以上が配置されていますが、医療に関する知識・技術の教育や、症状のアセスメント、緊急時の対応を行うことを介護職から期待されています。さらに看護職は介護職とのケアチームにおいて、夜勤ではリーダーの役割を担っています。医療依存度の高い患者も多く、緊急時には隣接する病棟の看護職と連携・協働して対応する必要もあるため、経験の豊かな介護職と経験の浅い看護職を組み合わせる等、院内全体で配置を考え、急性期病院に比べて限られた人員を有効に活用するために工夫しているケースもあります。

2）介護医療院

　介護医療院については看護職にとってもまだ馴染みが薄いかもしれませんが、介護療養型医療施設（前項1）参照）の廃止（2024〔令和6〕年3月末）に伴って創設されました。「要介護者であって、主として長期にわたり療養が必要である者に対し、施設サービス計画に基づいて、療養上の管理、看護、医学的管理の下における介護及び機能訓練その他必要な医療並びに日常生活上の世話を行うことを目的とする施設」（介護保険法第8条第29項）です。さらに類型として、重篤な身体疾患を有する者および身体合併症を有する認知症高齢者等が利用する「介護医療院（Ⅰ）」、容体が比較的安定した人が利用する「介護医療院（Ⅱ）」の2つに区分されます。

　夜間について、医師の宿直はⅡ型の場合、介護老人保健施設等と同様に、100人に対して1人以上の配置とされていますが、看護職の管理のもと、介護職と連携・協働しケアが提供されていることが特徴として挙げられます[4]。

3）介護老人福祉施設（特別養護老人ホーム）

　老人福祉法および介護保険法に規定される介護老人福祉施設（特別養護老人ホーム）は「入所する要介護者に対し、施設サービス計画に基づいて、入浴、排せつ、食事等の介護その他の日常生活上の世話、機能訓練、健康管理及び療養上の世話を行うことを目的とする施設」（介護保険法第8条第27項）であり、定員は30人以上とされます。一方、定員29人以下のものは、地域密着型介護老人福祉施設（地域密着型特別養護老人ホーム）と呼ばれています。

　平均在所日数は1284.5日、平均要介護度は3.94、認知症の人の占める割合は96.7%、利用者の約7割が死亡退所[5]ということから、いわゆる終の住処として、療養生活を支える延長上で看取りが行われています。また、常勤の医

師がいる施設は約1割にも満たず[6]、ほとんどの施設は、施設が契約した嘱託医による定期的な回診や必要に応じた処方箋の発行、臨時の往診、主治医意見書の作成、外部の医療機関への紹介状の作成、家族への説明、緊急時の対応等、死亡診断が行われています。

夜間に医師の判断を必要とする場合、嘱託医への電話連絡でよいのか、あるいは往診を求めるのか、また協力病院への搬送が必要なのか、その判断は看護職に委ねられており、高齢者の状態、意向を踏まえたうえで対応しています。夜間の看護体制として、看護職が夜勤をしている施設は3.9%とほとんどなく、当番制で夜勤をしている介護職からの電話による報告や相談に対応し必要時出務するオンコール体制をとっている施設が約9割です[7]。非常勤職員の雇用も多いため、オンコール対応で常勤職員にかかる負担が心身両面にわたって大きいにもかかわらず、その手当の少なさが夜間の看護管理上の課題となっています。特別養護老人ホームは、看護職の配置基準が利用者100名に対して3名以上と介護保険施設の中で最も少なく、介護保険法が改正された2015（平成27）年から原則として要介護3以上の者のみが利用できることとなりましたが、看護職の配置基準は1963（昭和38）年に老人福祉法で定められた以降変更されることなく、利用者の重度化は看護職の大きな負担となっています。

4）介護老人保健施設

介護老人保健施設は、「要介護者であって、主としてその心身の機能の維持回復を図り、居宅における生活を営むことができるようにするための支援が必要である者に対し、施設サービス計画に基づいて、看護、医学的管理の下における介護及び機能訓練その他必要な医療並びに日常生活上の世話を行うことを目的とする施設」（介護保険法第8条第28項）です。

2017（平成29）年の介護保険法の改正により、これまで謳われてきた「在宅復帰」に加え、新たに「在宅支援」が打ち出され、それらの地域拠点としての施設であり、そのためにリハビリテーションを提供する機能維持・回復の役割を担うことが明示されました。

平均在所日数は299.9日、平均要介護度は3.21、認知症の人の占める割合は95.6%、医療機関から入所し、家庭への退所は約3割、医療機関への退所は約4割となっています[5]。地域包括ケアシステムの構築が推進される中で、在宅復帰・在宅支援の役割を担い、利用者の看取りも行われています。

夜間の看護体制として、「常時夜勤体制」が82.7%、「当直制」が11.6%であり[7]、ほとんどの施設で看護職が夜間対応を行っています。利用者100名に対して看護職1名、介護職4名が配置されており、看護職は通常所属するフロア

だけでなく、全利用者の情報を把握したうえで、夜間の医療処置やケア、緊急時の対応、看取りを行っています。普段ケアにかかわることのない利用者への対応が夜間に求められるため、自身が所属していないフロアの看護職と利用者の看護に必要な情報を共有し、夜間に留意すべき利用者の状態や必要な医療処置、家族への対応の状況等を日頃から把握し、いつでもケアを提供できるようにしています。

3　病院・施設という集団で暮らす中での睡眠への影響

1）高齢者に対する睡眠を中心としたケア

　前項で述べたいずれの病院・施設においても、夜間の高齢者に睡眠を中心としたケアを行う中でこそ、長い生活習慣やその人となりについて理解できることもあります。これは日中の活動の中では見出されにくかったことでもあります。例えば、早朝覚醒により十分な睡眠がとれていなかったある女性入居者の言動を詳細に観察していくと、「ごはんの支度が間に合わない」とつぶやきながら布団を片付けている姿がありました。これまでもこの発言を聞いた介護職は「ごはんは準備するので寝ていてください」と安心できるように声をかけていました。しかし、緊張した面持ちで布団を片付ける姿から、早朝覚醒にはもっと理由があるのではないかと考えた看護職が丁寧に話を聴いたところ、嫁いだ農家には夫のきょうだいが多く、朝5時に起きなければ大家族の食事の準備が間に合わず早起きをしていた習慣があったこと、義母は大変厳しかったため寝過ごすことなどは許されず、常に気を遣いながらの生活であったこと等、早朝覚醒ととらえた課題は本人の長年の生活習慣に基づくものであり、それは日頃から自身の考えや思いを表出することが少ない姿と一致するものでした。

　リアリティオリエンテーションの実施と長年の役割に対する労をねぎらい、今は施設で過ごしているので、食事の準備を心配しなくてよいことを繰り返し伝えていきました。職員が少なく見守りが行き届きにくい時間帯であることを考慮する必要はありますが、多床室で同室者の睡眠に影響がなければ、5時に起きる習慣を修正する必要もないのではないかとチームで話し合い、見守りを続けました。職員間のカンファレンスでは、本人の生活習慣を尊重し、安心して過ごしてもらえるようにかかわることは、ひいては意思の表出を促し、アドバンス・ケア・プランニング（ACP：Advance Care Planning）にもつながるという介護職からの意見も出されるようになりました。このように、夜間であるからこそ得られたエピソードが最期を支えるケアにつながったこともあります。

2) 集団の中で個人の生活リズムを整えるために

　前項で述べた病院・施設は、積極的な治療を行わないいわゆる生活の場という意味では一般病院とは違い、また、たとえ個室にいても集団で暮らすことには変わりがないため、在宅での療養生活とも違いがあります。そのような特徴を考慮すると、利用者の生活史を踏まえた生活習慣や価値観[8) 9)]を重視し、集団の中であってもいかに個人の生活リズムを整えるかがケアとして重要です。

　例えば、消灯時間が決まっているからといって無理に睡眠を促すのではなく、1日眠れなかったとしても、日中の覚醒状態や体調等と合わせて2～3日で睡眠リズムを整えていくといった対応がとられることも多くあります。夜間の排泄の援助についても、睡眠を妨げないように、皮膚の状態を観察しながら長時間用のおむつを使用する等の工夫をしています。そして、多床室の場合、同室者との環境に大きく影響を受けることを踏まえ、できる限り睡眠がとれるベッド配置が行われます。在宅に近い個室の環境を提供するユニットケアや介護医療院においては、多床室であっても療養空間の仕切りとしてカーテンではなく、家具やパーテーションを設置することが設置基準で定められています。集団生活の中で個人の環境の質を保証することが重要視されており、療養環境は睡眠の質にも大きく影響することから、細やかな環境調整を行っていきます。

　眠れない苦痛については、生命に直結しないと考えられ、ほかの優先課題に比べ、置き去りにされがちです。一般病院では短期間、治療のためだと割り切って過ごすことができるかもしれませんが、長期間過ごす施設では環境による不眠を重要な看護上の課題ととらえる必要があるでしょう。

　一方、施設等の療養生活では単調な生活になりがちですが、アクテビティケア等で日中の活動性を高め、できる限り睡眠薬を使用することなく自然な眠りを誘う工夫がなされていることも一般病院とは異なります。

　わが国のユニットケアの創設と発展に貢献した外山は、その著書「自宅でない在宅」[10)]で、施設に入所することの3つの苦難と5つの落差を示しています。3つの苦難とは、「施設に入る原因そのものによる苦しみ」「自らがコントロールしてきた居住環境システムの喪失」「施設という非日常空間に移ることにより味わうさまざまな格差」です。5つの落差とは、①空間の落差：巨大で複雑な空間システムの中で迷子になる、②時間の落差：固有の生活リズムから集団のスケジュールへ、③規則の落差：自己判断を捨てさせられる、④言葉の落差：孫のような職員から一方的に指示される、⑤最大の落差：役割の喪失をいいます。われわれ看護職は、自宅ではない施設で暮らす高齢者が苦難と落差を感じている心情を十分理解し、集団で暮らす生活の場における夜間のケアに取り組むことが求められます。

4 施設における夜間のケアや対応

1）緊急時に備えた平常時からの準備

　高齢者の場合、症状の訴えが病態と一致しないことも多く、症状や病態の悪化を見極めることは容易ではありません。また、病歴も多く複雑に絡み合った病態から生じる症状の原因を明らかにするのは困難な場合が多くあります。夜間、急に起こった症状であったとしても、その前に何らかの予兆や生活の中でのわずかな変化があります。

　施設においては高齢者に直接ケアを行うのは介護職であることが多いため、介護職から日常生活の援助の中で変化に気づいたときに気軽に相談される関係を築いておくことが大前提となります。食事、入浴、排泄、休息、活動時に普段と違った様子はなかったか、日頃から観察を丁寧に行うことを伝えておきます。また、介護職から相談や報告を受けた後で看護職がどのように判断し対応したのか、感謝の気持ちとともにフィードバックすることは、介護職の専門知識を深める機会になるだけでなく、専門職としてケアにかかわるモチベーションを高めることにつながります。日頃から個々の高齢者の症状の観察ポイントを介護職にわかりやすく伝えておくこと、ケアの際に留意すべきことをその根拠をもとに話しておくことは、緊急時に備えた準備としても重要です。介護職の教育背景はさまざまであるため、医療に関する知識や技術も個人差が大きく、どのような相手であってもわかりやすい言葉で理解できるように伝えます。

　緊急時の対応として、施設内の対応でよいのか、翌朝まで待ち受診できる状態なのか、夜間救急を受診する必要があるのかについても看護職の判断が必要となります。症状悪化を予測したうえで、高齢者と家族の意向を確認しておくことも看護職の重要な役割です。

　例えば、心不全の現病歴がある高齢者の場合、症状悪化の際に積極的治療を行うのか否かの確認、治療を行った場合のメリットとデメリット、施設でできる処置や対応の範囲を高齢者や家族にあらかじめ説明しておきます。看護職であれば発作時に心電図をとることはできますが、介護職のみが夜勤をしている特別養護老人ホームではそれはできないこと、血液検査等の詳しい検査を行うことはできないこと、病院のような持続監視できる心電図モニターは設置していないこと等、提供できる医療の限界も伝え納得してもらったうえで最期に向けた意思決定を支援していきます。

　また、家族との関係では家族の面会時に普段の様子や体調に変化があれば伝えて、今後起こりうることを話し、離れて暮らす家族の心身の準備も行います。こまめな連絡を望む家族なのか、仕事の関係等で頻繁な連絡を望まないのか等、

家族の生活やニーズを把握しておきます。コロナ禍では家族の面会が制限されたことによって、日頃の高齢者の様子を把握しにくくなりました。急変時に駆けつけた家族が何カ月も対面で面会しておらず、高齢者の変わり果てた姿に驚くことも珍しくありません。例えばリモート面会で日頃の表情や体調を確認してもらっておくなど、直接会えないからこそ病状の進行だけでなく老化や老衰について理解を得ておくことも急変時に家族の協力を得やすくなります。

　なお、いずれの施設においても、緊急時の組織的対応として関係者への連絡・対応マニュアル、フロー図を準備し、定期的に見直し、対応後には改善点を点検し、修正しています。

2）看取りへの対応

　終の住処である特別養護老人ホームに限らず介護老人保健施設においても、積極的な治療を望まず苦痛を緩和し、自然な看取りを望む高齢者や家族が増えています。施設における看取りで看護職は、介護職が死の徴候を理解し、看取りへの不安が軽減されケアができるように協働します。

　医療を専門としない介護職にとって、特に夜間の看取りは不安が大きいため、看護職が夜勤をしていない施設においても看取りが近くなった際には柔軟な勤務体制を組み、夜勤や早出・遅出等の変則勤務を取り入れ、看護職の不在時間を少なくします。介護職にとって、例えば吸引は、手技も難しく、息が止まるのではないかと不安を抱きやすいケアの1つです。利用者の苦痛も大きいため、夜間に介護職が吸引する回数を減らせるように、日中から看護職が補液の時間を調整し、体位変換やドレナージなどで痰を軽減するケアをしていきます。

　施設に入所したときから広義の意味では看取り期にあるといえますが、看護職は入所時に、自然な成り行きとして枯れるように亡くなることについて本人・家族の理解を得た上で、看取りの意向を確認するとともに、食事が摂れなくなったときや体調に変化があったときにも意向の再確認を行います。個別にケアプランを立案し、夜間に介護職が看取ることになっても落ち着いて対応できるように、医師や家族への連絡方法等を書いた手順書を整備します。さらには家族が面会や付き添いを希望した際には、休息をとることができる環境を整え望む最期をかなえるようにします。

3）施設内外の連携・協働体制の確保

　夜間に救急受診が必要となった場合、夜勤の介護職が搬送に対応できるのか、看護職が出勤し搬送するのを待てる状況か、救急車を呼ぶべき状況か判断したうえで直接あるいは電話で指示を出します。介護職からの報告を聞いたうえで、

観察内容を尋ねます。しばらく様子をみてよい状態なのか、急いで対応を要する状態なのか、電話のやりとりで十分把握できないときには出勤しています。したがって、施設内の介護職との連携・協働ができる体制は夜の対応においても基盤となります。

　また、搬送先となる協力病院とは、退院調整会議への積極的な出席のほか、双方の勉強会や地域行事への参加等を通して、日常的に連携・協働体制を構築しておくことが大切です。受診のタイミングを図ることは容易ではなく、同行した際に病院の看護職の「なぜ、もっと早く連れて来なかったの？」「施設で様子をみてもよかったのでは？」といった言葉に傷つくことも少なからずあります。病院の看護職には、同じ看護職として施設の看護職の置かれた状況をもっと理解してほしいという施設の看護職の声も聞かれます。

　地域包括ケアシステムにおいて、利用者を中心とした病院・施設間の連携・協働体制の確保が必須であることは今更言うまでもありませんが、さらに職種間同士で相互に理解を深めていくことも今後も求められていくと考えます。

COLUMN　ユニットケアの特徴と導入の意義

　近年、介護保険施設に導入されているユニットケア[11]とは、「居宅に近い居住環境の下で、居宅における生活に近い日常の生活の中でケアを行うこと、すなわち、生活単位と介護単位を一致させたケア」と定義されますが、その原点は「介護が必要な状態になっても、ごく普通の生活を営むこと」にあり、本質は「個別ケアを実現するための手段」とされています。

　新型コロナウイルス感染症（COVID-19）の拡大防止においても、ユニットケアに取り組んでいたメリットとして、①ユニットに職員を固定配置しており、職員が日々違うユニットに勤務することがなく感染拡大を防ぐことができたこと、②フォロー体制がしっかりできていたこととして1日の暮らしぶりやサポートの必要なことがわかる24時間アセスメントシート（Ⅲ-5〔92ページ参照〕）を作成していたため、応援に入る職員がスムーズに勤務できたこと等も報告されています[12]。

ユニット型施設の特徴
①認知症高齢者ケアにも有効　—生活そのものをケアとして組立—
　　・小規模な居住空間

・家庭的な雰囲気

・馴染みの人間関係

②在宅に近い居住環境

・利用者一人ひとりの個性や生活のリズムに沿う

・他人との人間関係を築く

③ハードウエアとソフトウエア双方で対応

・在宅に近い居住環境（個室と共用空間）

・ユニットごとに職員を配置（生活単位と介護単位の一致）

なお、ハードウエアとして4つの段階的空間作りが挙げられている。

①個人の場の確保：個室、好きにできる場所、身の置き所としてのプライベートスペース

②生活する場の確保：キッチン、リビング、共用トイレ等のセミプライベートスペース

③社会とのつながり：サークル活動、ユニットを超えた交流としてのセミパブリックスペース

④地域の中で暮らす：玄関、ロビー、喫茶室、売店等のパブリックスペース

ユニットケアを導入する意義

①環境調整により、高齢者個々の個別性を引き出しやすい

②特定の職員がかかわることによって、高齢者の個別性を理解しやすい

③自宅で過ごしたいという願いを叶える一歩

④職員個々のケア実践能力が必要、職員の個性を活かしたケアができる

⑤慣れた環境での看取りが可能になることが挙げられる。これらの意義から高齢者の個々の背景や状況を踏まえた睡眠を支える看護援助の視点からも有意義なケア方法といえる

5 高齢者にとって在宅とはどのような場か

1）高齢者にとっての在宅

　高齢者にとって在宅（ここでは自宅を指します）とはどのような場でしょうか。高齢者にとって在宅は単なる物理的な場所ではありません。慣れ親しんだ人や物、大切な出来事や思い出が存在するその人にとって固有の空間です。疾病や障がいがあっても生活のスタイルやスケジュールなどの日常性を維持しつ

つ、自分らしい生活を送ることができる場です。実際に、自宅に退院して食欲が増したり、表情が明るくなったりといった事例に出会うことは少なくありません。このように自宅は、個人の主体性、プライバシー、選択性、嗜好性が優先され、尊重されるという環境特性があります。

しかし一方で、暮らしを営む場である自宅は、医療の提供を目的とする病院とは環境が異なります。医師や看護師など医療職が24時間常駐し、医療機器が整備され、高度な医療技術の提供が可能な病院と比べ、専門職の滞在は短時間で、医療機器の使用も制限があり、事故や緊急時の対応は十分ではありません。自宅にはこのような短所もありますが、多くの人々が在宅療養を望むのは、前述の理由によるものなのでしょう。

2）一人暮らしの高齢者にとっての在宅

今後、単身世帯（一人暮らし）、特に単身高齢世帯（一人暮らしの高齢者）の増加が予測されています [13]。単身高齢者は自宅での一人暮らしをどのようにとらえ、どのような気持ちで毎日の生活を送っているのでしょうか。家族と離別し、一人で暮らす地方都市在住の高齢者の日々の生活における経験を掘り下げた調査では、自由な生活を享受する高齢者がいる一方で、「何でも自分でやらなければならない」と自立することを自分に課せられたものととらえる高齢者もおり、また、将来に対する不安を抱くとき「きょう一日を楽しく生きる」と自分に言い聞かせ、少数であっても気心の知れた人間関係が一人暮らしの孤独感や不安感を和らげている [14] としています。

一人暮らしの高齢者にとって自宅は、誰からも侵害され難い自由な空間（領分）であり、他者に気兼ねすることなく主体性を発揮できる場であるとともに、自分でありうる基盤ともいえます。そして、自宅で一人暮らしを続ける決意を身近なコミュニティの人々が支えていると考えられます。

6　在宅高齢者にとっての夜

集団生活の場である病院や施設では、患者・利用者は原則として食事や睡眠、入浴といった個人の生活習慣を病院や施設の規則に合わせる（従う）ことが求められます。一方、生活スケジュールを自分で決めることができることは在宅療養のよさの一つです。何時に床に就いて何時に起きるかといった睡眠をとる時間帯や、温湿度や寝具などの寝室環境も個人の好みが尊重されるのは魅力の一つです。

1) 一人暮らしの高齢者の場合

　夜間の見守りやケアが必要な高齢者において課題となるのが一人暮らしの高齢者です。高齢単身者に介護が必要となった場合、同居家族がいる高齢者とは異なる問題が生じてきます。特に未婚の高齢単身者では、配偶者だけでなく子どももいないことが多いため、日々の介護だけでなく、治療の選択や療養の相談を家族に期待することはできません。また、在宅では、事故や緊急時の早期発見や迅速な対応が十分ではありません。特に、身体機能や認知機能が低下した一人暮らしの高齢者の夜間の対応は大きな課題です。高齢者がベッドから転落して自力で起き上がることができない場合や夜間トイレ歩行時に転倒した場合に、翌日以降に訪問した介護職や看護師に発見されることも生じています[15]。

2) 夜間に生じやすい体調変化や心理的不安感

　身体面では夜間トイレに行かなくて済むよう、水分摂取を控えるといった行動をとる高齢者もおり、エアコン使用を控えがちなことも相まって、脱水や季節によっては熱中症のリスクにもなります。

　在宅での体調変化や緊急時の対応、将来に対する不安は夜間に高まりやすくなります。夜間周囲が静まりかえると、「昼間は気が紛れるが、夜になると不安で寝つけない」「これから先どうなるのか」といった不安や心細い気持ちが生じて、入眠が妨げられることがあります。一人暮らしのがん終末期の療養者では、自宅で最期を迎える覚悟をして退院しても、夜間にこみ上げる寂しさや不安から、別居の家族や知人、訪問看護ステーションに電話をしてくることがあります。会話の中で「やっぱり死ぬのは怖い」と訴えることもあります。療養者の不安を和らげ、入眠に導くために、訪問看護師はアロマオイルを用いたマッサージを行いながら、高齢者の人生の振り返りをともに行うこともあります。

7　在宅高齢者の家族にとっての夜

1) 在宅高齢者のケアの担い手である家族にとっての夜

　在宅で療養する疾病や障がいをもつ人々の家族の中には、介護の役割を担う人もいます。夜間の介護は家族介護者の睡眠に負の影響を及ぼし、在宅療養の継続を困難にする要因となります。

(1) 医療ニーズの高い高齢者を介護する家族の場合

　気管切開による侵襲的人工呼吸療法を実施している在宅 ALS 療養者の家族介護者を対象とした調査では、ALS 療養者の生命維持に不可欠な気管内吸引によって、家族介護者の睡眠は中断され、連続した睡眠を確保することが困難でした[16]。吸引は、毎晩一定時刻に生じるものではなく、事前に予測することは困難です。そのため家族介護者は、痰が貯留して窒息することのないよう、人工呼吸器の作動音が変化することに注意を払い、眠りが浅いと述べていました。療養者の生命を委ねられている緊張感によるストレス性不眠と、吸引による睡眠分断によって、質の低い睡眠が慢性的に続いていました。家族介護者自身の体調や生活の都合よりもケアを優先しなければならず、十分な休息が得られずきわめて深刻な状態にありました。

(2) 認知症高齢者を介護する家族の場合

　認知症高齢者の夜間の不眠とそれに伴う行動やふるまいは、家族を悩ませる行動・心理症状（Behavioral and Psychological Symptoms of Dementia：BPSD）の一つです。認知症高齢者の夜間せん妄は、攻撃的態度に次いで家族介護者の介護負担感と強い関連が認められています[17]。認知症高齢者の家族介護者は、非介護者に比べて不眠の有病率が高く[18]、睡眠の質は低いものでした[19][20]。夜間介護による睡眠の中断は、睡眠の質の低さや睡眠不足と関連[21]していました。

　そして、認知症は長期の療養を余儀なくされるため、介護も長期にわたります。観察開始から約2年で、家族介護者の18％が新たに睡眠障害を発症したという研究[22]もあります。さらに、介護を終えて10年を経てもなお夜間の不安感、不眠、悪夢に悩まされること、睡眠の質は介護以前のレベルまで回復していないこと[23]が指摘されています。夜間介護は家族介護者の睡眠に長期に影響を及ぼすことがわかってきました。老々介護が増加している日本では、高齢の家族介護者に対する夜間介護の負担への配慮がいっそう求められるでしょう。

(3) 就労やダブルケアを行う家族の場合

　就労している家族にとっても夜間の介護は大きな負担となります。中には就労に加えて、育児と介護が同時期に進行するダブルケアの状態にある人もいます。介護による不眠によって翌日の仕事や生活に支障が生じることが続くと、心のゆとりが失われ、仕事と介護のバランスがとれず、中には離職を余儀なくされる家族もいます。夜間不眠による疲労が蓄積する前に、レスパイトケアや

小規模多機能型居宅介護（看護小規模多機能型居宅介護）を上手に活用できる
ような提案や調整も重要です。

2）遠方に居住する家族にとっての夜

　見守りやケアが必要な一人暮らしの高齢者の中には、家族（子ども）と離れ
て暮らす人もいます。別居家族の中でも遠方に住む家族の場合、頻繁に高齢者
宅を訪れることは困難です。とりわけ課題となるのは夜間の見守りやケアにつ
いてです。遠方で離れて暮らす家族にとって、一人暮らしの親（高齢者）の夜
間の安否や体調の状況、転倒・転落、火災といった安全面は大きな心配事です。
また、親が不安感や寂しさから昼夜を問わず繰り返し電話をかけてくる例では、
家族も疲弊してしまいます。夜間も含めた日ごろの健康や暮らしの見守り、些
細な変化を早期に発見する仕組みがますます重要になると思われます。

8　在宅高齢者・家族への夜間の支援

1）在宅ケア専門職による支援

　在宅療養の過程において、「何か調子が悪いようだが、このまま様子を見て
いてよいのか」「医師に連絡するほどでもないが、誰かに相談したい」といっ
た療養者の体調変化や機器の不具合に関する不安や困りごとは生じます。不確
かな問題であっても相談できる窓口があることは療養者・家族にとって大きな
安心です。終末期がん療養者の遺族を対象とした調査[24]では、「訪問看護師が
身体の状態を看てくれるのが安心だった」「様子がおかしいときはすぐに電話
すると対応してもらえたので患者も満足していた」など、24時間対応体制は
在宅療養者と家族にとって命綱ともいえる重みがあることがわかります。

　夜間対応型訪問介護、定期巡回・随時対応型訪問介護看護は、要介護者の在
宅生活を支える地域密着型サービスです。定期的な訪問だけでなく、利用者か
らの通報によって必要なときに電話対応や訪問を随時受けることができます。
前者は夜間（22時から6時まで）に訪問介護サービスを、後者は日中・夜間
の24時間を通じて、訪問介護・訪問看護の両方のサービスを受けることが可
能です。認知症や不安を抱える高齢者の夜間を含む24時間を支える有用なサー
ビスと考えられます。

2）ICT の活用

　新型コロナウイルス感染症の流行下では、遠方の家族が高齢者宅に帰省する
ことが困難な状況が続きました。近年、AI や IoT 技術を用いて、在宅高齢者

の生体情報や生活行動を見える化するしくみづくりが進展しています。健康状態や生活行動のデータを家族や在宅関連事業所が確認することで、サービスを利用していない時間における高齢者の身体状況や生活実態を把握することができます。遠方の家族にとっての見守りの役割としても、在宅高齢者の安全・安心な在宅療養を支えるしくみとしても期待が寄せられています。

引用文献

1) 国土交通省（2022）：高齢者の住まいに関する現状と施策の動向，第6回サービス付き高齢者向け住宅に関する懇談会資料，p. 2.
2) 日本財団（2021）：人生の最期の迎え方に関する全国調査，p. 4.
3) 中島紀恵子（2021）：ケアの倫理　認知症ケアの学び返しの旅から，p. 141，クオリティケア.
4) 武久洋三（2019）：どうするどうなる介護医療院，p. 72，日本医学出版.
5) 厚生労働省大臣官房統計情報部会編（2017）：平成28年度介護サービス施設・事業所調査，p.18.
6) 厚生労働省（2022）：令和2年度介護サービス施設・事業所調査，p. 61.
   https://www.mhlw.go.jp/toukei/saikin/hw/kaigo/service20/index.html
7) 公益社団法人 日本看護協会（2021）：令和2年度老人保健事業推進費等補助金老人保健健康推進等事業 介護施設における看護職員のあり方に関する調査研究事業報告書，p. 24.
8) 手塚桃子，坪井桂子（2020）：ケア提供者からみたエンド・オブ・ライフに対する高齢者の価値観の概念分析，日本看護科学学会誌，40：495-501.
9) 手塚桃子，坪井桂子（2022）：特別養護老人ホームに暮らす重度認知症高齢者のエンド・オブ・ライフに対する価値観の表出を促す看護援助，老年看護学，Vol. 26，No. 2，p. 44-53.
10) 外山義（2003）：自宅でない在宅，p. 18-37，医学書院.
11) 高齢者介護研究会（2003）：2015年の高齢者介護〜高齢者の尊厳を支えるケアの確立に向けて〜補論2．https://www.mhlw.go.jp/topics/kaigo/kentou/15kourei/3b.html
12) 日本ユニットケア推進センター．https://www.unit-care.or.jp/
13) 鈴木透（2018）：独身・独居社会の到来とその背景，統計，Vol. 69，No. 4，p. 2-7.
14) 舟木祝他（2015）：高齢者の一人暮らしを支えている精神的・社会的状況，北海道生命倫理研究，Vol. 3，p. 10-19.
15) 大橋由基，柏崎信子，尾崎章子（2020）：在宅要介護高齢者における睡眠薬の関与が推察される有害事象と訪問看護師のケアに関する質的事例研究，日本在宅看護学会誌，Vol. 9，No. 1，p. 2-11.
16) 尾崎章子（1998）：在宅人工呼吸療養者の家族介護者の睡眠に関する研究，お茶の水医学雑誌，Vol. 46，No. 1，p. 1-12.
17) 遠田大輔，塚崎恵子，日野昌力，北村立（2020）：家族介護者が強く介護負担感を感じる認知症者の臨床的特徴，老年精神医学雑誌，Vol. 31，No. 5，p. 525-533.
18) Pruchno R. A., Potashnik S. L.（1989）：Caregiving spouses Physical and Mental Health in Perspective, Journal of the American Geriatrics Society, Vol. 37, No. 8, 697-705.
19) Wilcox S., King A. C.（1999）：Sleep Complaints in Older Women Who are Family Caregivers, The Journals of Gerontology, Vol. 54, No. 3, p. 189-198.
20) McCurry S.M., Gibbons L.E., Logsdon R.G., et al.（2009）：Insomnia In Caregivers Of Persons With Dementia：Who Is At Risk And What Can Be Done About It?：Sleep Medicine Clinics, Vol. 4, No. 4, p. 519-526.

21）前掲書 20）

22）前掲書 20）

23）Corey K.L., McCurry M.K.（2018）：When Caregiving Ends：The Experiences of Former Family Caregivers of People With Dementia, The Gerontologist, Vol. 58, No. 2, P. 87-96.

24）岡本双美子，河野政子，宮崎さゆり他（2018）：終末期がん患者とその家族が在宅療養時に訪問看護師から受けた支援内容の評価—最期を病院で看取った遺族のインタビューから—，大阪府立大学看護学雑誌，Vol.24，No.1，p. 31-37.

2 認知症高齢者の理解

　「生きている限り生きぬきたい　生かされるのではなく自分の意志で生きたい」。これは認知症医療・研究の第一人者で晩年自らも認知症となった長谷川が最後の著書[1]に自筆で書いた言葉です。また、長谷川は認知症であることを公表したときに、「(認知症になっても見える景色は)変わらない、普通だ。前と同じ景色だよ。夕日が沈んでいくとき、富士山が見えるとき、普通だ。会う人も普通だ。変わらない」と発言しています[2]。これらの言葉は、認知症の医療やケアにかかわるわれわれが決して忘れてはいけないものだと思っています。

1 認知症高齢者をめぐる社会的な背景や動向

1) 認知症への呼称変更

　「認知症」は以前「痴呆」と呼称され、「ボケ」「呆け」などとともに差別的な用語として、病む人やその家族に対して偏見を抱かせるという危惧が専門家の間で長年指摘されていました。2004(平成16)年6月に厚生労働省「『痴呆』に替わる用語に関する検討会」が立ち上がり、関係者や関連団体等による議論を経て、同年12月に報告書がまとめられ、新たに「認知症」という用語を用いることが決定されました。今では広く一般に浸透している呼称ですが、「認知」と約めて使われるなど、用語が変わってもなお差別的な意味合いが含まれていることが課題となっています。

2)「新オレンジプラン」の策定

　2012(平成24)年公表の「認知症施策推進5か年計画(オレンジプラン)」は、認知症を支える側の視点が中心ともいえる施策でしたが、2015(平成27)年に見直された「新オレンジプラン(認知症施策推進総合戦略〜認知症高齢者等にやさしい地域づくりに向けて〜)」では、「団塊の世代が75歳以上となる2025(平成37)年を見据え、認知症の人の意思が尊重され、できる限り住み慣れた地域のよい環境で自分らしく暮らし続けることができる社会の実現」[3]を目指す当事者性を重んじたものとなりました。

このプランを支える「7つの柱」として、「Ⅰ 普及・啓発」「Ⅱ 医療・介護等」「Ⅲ 若年性認知症」「Ⅳ 介護者支援」「Ⅴ 認知症など高齢者にやさしい地域づくり」「Ⅵ 研究開発」、そしてこの6つに共通するプラン全体の理念として「Ⅶ 認知症の人やご家族の視点の重視」が含まれ、それらのもとに各地・各団体で具現化に向けた取り組みが行われています。

3）「認知症施策推進大綱」による取り組み

2019（令和元）年に認知症施策推進関係閣僚会議で決定された「認知症施策推進大綱」[4]では、「基本的な考え方」として、「認知症の発症を遅らせ、認知症になっても希望を持って日常生活を過ごせる社会を目指し認知症の人や家族の視点を重視しながら『共生』と『予防』[注]を車の両輪として施策を推進」することが示され、また、「目指すべき社会」として、「認知症の発症を遅らせ、認知症になっても希望をもって日常生活を過ごせる社会」と明示されています。

なお、各自治体の取り組みとして、例えば神戸市では「認知症の人にやさしいまち神戸モデル」を制定し、65歳以上の市民を対象に早期受診を支援する「認知症診断助成制度」と、認知症の人が外出時などで事故に遭われた場合に救済する「認知症事故救済制度」を組み合わせて実施しています[5]。

2 認知症になるということ、ともに生きるということ

1）「認知症とともに生きる希望宣言」とは

前項で述べたように、当事者性を重んじた施策が決定したことと相まって、一般社団法人日本認知症本人ワーキンググループは「認知症とともに生きる希望宣言――一足先に認知症になった私たちからすべての人たちへ」を公表しました。

その中にある「自分自身がとらわれている常識の殻を破り、前を向いて生きていきます」「自分の力を活かして、大切にしたい暮らしを続け、社会の一員として、楽しみながらチャレンジしていきます」「私たち本人同士が、出会い、つながり、生きる力をわき立たせ、元気に暮らしていきます」「自分の思いや希望を伝えながら、味方になってくれる人たちを、身近なまちで見つけ、一緒に歩んでいきます」「認知症とともに生きている体験や工夫を活かし、暮らしやすいわがまちを、一緒につくっていきます」[6]という当事者発信の宣言は広

注）「予防」とは、「認知症にならない」という意味ではなく、「認知症になるのを遅らせる」「認知症になっても進行を緩やかにする」という意味

く社会に浸透しています。

2) 生活史を踏まえたかかわりの意義

　認知症になるということは、人として生きていくための権利が奪われやすくなること、自分らしく生きたいという願いが適えられるのが困難になることです。そのため、ケアにかかわる人々は、本来もっている能力を活かして生活できるように援助すること、認知症を有する人と家族をともに支える必要があると考えます。診断されたときには絶望的な気持ちになる人も多くいますが、自分らしく暮らすために工夫の余地は多くあります[7]。

　沼本[8]は「1人ひとりの高齢者によってその人生の歴史と経験のありようは違うはずである。現在の高齢者1人ひとりを深く理解する、そしてその高齢者が人生の最終的な段階を納得して生きていく、人生を統合して生を全うできるように支える援助をしていくためには、その人の生活の歴史、つまり、『生活史を深く知る』ということがきわめて重要」と述べています。認知症の高齢者にとっても生活史を踏まえたかかわりはその人を理解するうえで前提となります。

3　認知症ケアの中心となる概念

1) パーソンセンタードケア

　トムキットウッドが1980年代にイギリスで提唱されたパーソンセンタードケアの概念がわが国に1990年代後半に導入され、人間中心ケア、人間中心的主義ケアといったケアの中心は人であるという考えのもと、認知症の人の人間性を重視する、すなわちその人の主観的な世界を尊重する考え方です。

2) ICF（国際生活機能分類）

　生活機能とは「人間が生活する上で使用しているすべての機能」であることから、認知症であっても生活環境を整えることで自分らしい生活を営めるグループホームやユニットケアの看護実践が進められています。ICFの考え方では、本人以外をすべて環境ととらえ、障がいをもった個人に対して、環境を改善すれば、社会的参加ができる、社会モデルで障がいをとらえた看護実践、目標志向型のケアが行われています。

4 認知症の原因疾患と症状

1) 原因疾患

　認知症の原因疾患は多岐にわたりますが、4大認知症として、アルツハイマー病型認知症、脳血管性認知症、レビー小体型認知症、前頭側頭型認知症が挙げられます。

2) 症状

　中核症状と行動・心理症状（Behavioral and Psychological Symptoms of Dementia：BPSD）に大別されます。中核症状は、脳の障害が原因で現れる症状であり、記憶障害、見当識障害、失行、失認、失語、実行機能障害があります。

　BPSDは、脳の障害が直接の原因ではなく、中核症状にさまざまな要因が加わって現れる症状をいいます。そのため、ケアをする人を含め環境を調整することで症状が軽減されます。

5 認知症の薬物療法と非薬物療法

1) 薬物療法

(1) 対症療法としての薬物療法

　認知症の根本治療薬はまだないため、症状に対する対症療法として薬物療法が行われています。アルツハイマー型認知症とレビー小体型認知症では、脳内のアセチルコリンを増やす薬が使われています。また、BPSDに対して薬物によって症状が緩和されることも多くあります。

(2) 服薬の効果と副作用

　認知症高齢者の薬物療法においては、大別すると中核症状に対する抗認知症薬といわれる認知機能障害の進行を遅らせるものとBPSDの症状を緩和するものがあります。抗認知症薬の内服時は、ドネペジル（アリセプト）とメマンチン（メマリー）では、副作用として低カリウム血症による脱力感や筋力低下と浮動性のめまいがみられることがあるので、ふらつきや転倒に留意します。BPSDの症状緩和のために、向精神薬、抗不安薬、抗うつ薬、睡眠薬、漢方薬が用いられることがあります。しかしながら、欧米では向精神薬の投与は副作用により命を縮めることから原則使用されていません。したがって、これらを用いる際には副作用やそれによる合併症が及ぼす影響を考え、使用はできる限

り避けることが必要です。興奮や過活動に対して処方されることが多い抑肝散についても副作用の低カリウム血症による脱力感や筋力低下に留意し、ふらつきなどを観察し転倒予防をしていきます。また、睡眠薬については持ち越し効果により日中の眠気や倦怠感、活動に影響することがあります。

2）非薬物療法

(1) 薬物療法と両輪を成すもの

　認知症に対する非薬物療法については、「認知症の治療は認知機能の改善と生活の質 quality of life（QOL）向上を目的として、薬物療法と非薬物療法を組み合わせて行う。認知症の行動・心理症状 behavioral and psychological symptoms of dementia（BPSD）には非薬物療法を薬物療法より優先的に行うことを原則とする。向精神薬を使用する場合は、有害事象と投薬の必要性を継続的に評価する」と「認知症疾患診療ガイドライン 2017」に明記されています[9]。

　大沢らは、「認知症の非薬物療法では、患者本人の機能や能力、ニーズや思いに配慮することはもちろんのこと、家族の人生も勘案し、介護負担や思いにも配慮して本人と家族の調整役を担うことも大切である」と専門職の役割を示しています[10]。

(2) 本人・家族それぞれにとっての目的

　本人に対する治療の主な目的は、認知機能の改善と維持、BPSD の改善と予防、日常生活活動（ADL：Activities of Daily Living）や社会活動の改善と維持です。それぞれは互いに関連し合っているため、単独の機能のみを対象として効果を出すことは難しいですが、少なくとも臨床現場においては何を目的としてどの非薬物療法を選択するかを明確にすべきです。一方、家族に対するアプローチの目的は、主に身体的・精神的介護負担の軽減と在宅生活の維持にあります。それ以外にも家族のケアが本人の精神状態や ADL に直接的な影響を及ぼすため、本人に対する効果も十分に期待できます[11]。

6　認知症高齢者と睡眠障害

1）なぜ睡眠障害が起こりやすいのか

　高齢者は睡眠障害の出現頻度が高く、認知症高齢者は中途覚醒の増加や概日リズムの変調等、加齢に伴う生理的変化がより顕著に現れます。近年、睡眠障害と認知症との間に相関関係を示唆する報告が複数なされ、日中の傾眠と認知

症の発症、睡眠不足と認知症の発症に相関がみられるなど、睡眠障害は認知症のリスクファクター、あるいは初期症状の可能性として注目されています[12]。

また、不眠症状は、日中の覚醒水準を低下させ、実際の認知機能水準よりも表現水準を悪化させるだけでなく、抑うつ症状の惹起、心血管リスクの上昇、耐糖機能の低下など全身多系統に悪影響を及ぼすといわれています[13]。

認知症における睡眠障害の病態生理はいまだ解明されていませんが、堀池によれば視床下部から分泌されるオキシトシンとの関係が注目されており、アルツハイマー型認知症、レビー小体型認知症、前頭側頭型認知症ではいずれもオキシトシン濃度が低かったことが報告されています。また、皮質および皮質下の高度な萎縮により多様な神経伝達障害を生じ、睡眠障害を引き起こすといわれています[14]。

2) 認知症高齢者の睡眠障害における諸症状と対応

認知症に併存する睡眠障害は多岐にわたります。何らかの睡眠問題を有する患者はアルツハイマー型認知症では64.0％、レビー小体型認知症では88.6％、その他の認知症では73.3％であることが報告されています[15]。

(1) 認知症の原因疾患によるもの

a. アルツハイマー型認知症

夜間睡眠の浅化分断が生じるだけでなく、概日リズムの中枢である視交叉上核の変性脱落が生じやすいため、概日リズム位相の変化が起こりやすくなります。概日リズムの変化としては、夜間のメラトニン分泌量の減少および日中の分泌抑制の低下、また深部体温リズムの平坦化、位相の後退といった内分泌系および自律神経系の概日リズム障害が認められます。また、認知症の進行とともに日中の眠気は増加し、病気の進行に伴う睡眠の分断化が睡眠効率の低下を引き起こし、日中の過眠の原因となっていると考えられています[16]。

b. レビー小体型認知症

中核的な診断的特徴として、認知の動揺性とともに著しく変動する注意および覚醒度、よく形作られた詳細な、繰り返し出現する幻視、認知機能低下の進展に続いて起こる自然発生的なパーキンソニズムが、示唆的な診断的特徴として、レム睡眠行動障害（RBD：レム睡眠期に不快な夢体験に乗じて暴力的な異常行動を生じるもの）の基準を満たす、神経遮断薬に対する重篤な過敏性が示されています[17]。

比較的初期からREM-on REM-offのスイッチにかかわり睡眠期の筋緊張制

御を行う脳幹部の機能に変化が生じるため、レム睡眠行動障害が生じやすくなります[18)19)]。レム睡眠行動障害では、大きくはっきりとした寝言や、床の中での四肢の異常運動がみられることや起き上がって暴力的な行動がみられることがあります。入眠2〜3時間後、明け方などレム睡眠が出やすい時間帯に上記の症状が出現していないか、観察し、時間帯とともに記録しアセスメントに活かします。

c. 脳血管性認知症

脳血管性認知症では、血管病変の部位による症状が出現するため、特異的な睡眠パターンはありません。

（2）認知症に合併して起こりやすいもの

a. 睡眠時無呼吸症候群

認知症高齢者は睡眠時無呼吸症候群を高頻度に合併している場合が多いので、大きないびき、肥満、日中の眠気について観察します。睡眠時無呼吸症候群は血管性危険因子であるとともに認知機能低下に影響を与えていることが多くの観察研究で明らかにされています。持続的陽圧呼吸による治療は認知機能低下を改善し治療として推奨されています[20)]。

b. レストレッグス症候群

レストレッグス症候群は、認知症患者の10〜30％に認められ、夜間入眠前の安静時に生じる下肢の異常感覚のため、入眠困難や睡眠維持困難が生じますが下肢を動かすことにより軽減します[21)]。この異常感覚は、痛みとして「針で刺すように痛い」、不快感として「むずむずする」「虫が這う感じ」と表現されることがあります。認知症高齢者は、不快な症状を適切に表現できないことも多いため、介護者はその理由を丁寧に尋ねることが必要です。

*

「認知症患者の睡眠−覚醒障害に対する治療原則」では、①認知症に合併する睡眠−覚醒障害は多様であり鑑別診断を要する、②各疾患に合わせた治療法を選択する。催眠鎮静薬は適応にならないことが多い、③過剰な昼寝など睡眠衛生に留意する、④薬物療法はその他の治療的介入が無効な際の最終手段とする、⑤薬物療法はリスク・ベネフィット比を考慮して行われるべきなど[22)]が挙げられています。

3) 認知症高齢者の睡眠障害への看護

　認知症高齢者の睡眠障害に対して、当事者や介護者からの話では、夜間の睡眠障害に関するエピソードに偏りがちです。例えば認知症高齢者の昼寝は介護者にとって負担にならないことが多く、困りごととして語られにくいことも留意すべき点です。つまり、睡眠については夜間のみならず日中についても必ずエピソードを得る必要があります。したがって、睡眠障害への看護としては24時間の視点で観察し情報を得ることが原則となります。その視点でみると単に不眠ではなく、日中の活動低下によるものと気づくことも多くあります。

　日中の覚醒、活動と休息のバランス、疲労状態、精神的なストレス、気分転換の状況、嗜好品のお茶やコーヒーなどのカフェイン、アルコール、薬物などの摂取、環境の影響などと合わせて情報を得ることが基本となります。ナイチンゲールはすでに160年も前に『看護覚え書』の中で、寝つかれない興奮をいっそう昂めることから原則として病人には午後5時以降には紅茶やコーヒーは与えないこと[23]について書いています。また、患者に対して「よく眠れましたか」と尋ねたとしても、途中まったく目覚めないで10時間以上眠らなければ自分はよく眠れなかったと思うかもしれない患者もいれば、時々うとうとまどろみさえすれば、眠れなかったとは思わない患者もいるが同一の答えが返ってくる[24]として、誘導的にではなく正確な事実として尋ねるほうがよいことやその答えによって不眠への対策が異なってくること[25]にも言及しています。

　上記のように、認知症高齢者の睡眠障害に対して、看護職は夜間の状況のみに偏ることなく24時間の生活に関する情報収集を行うとともに、本人への具体的な質問やきめ細かな観察によって睡眠状態を総合的に把握することが重要です。そして、認知症高齢者が最終的に睡眠障害と診断されても、第一選択は非薬物療法であり、薬剤の使用は慎重に選択されることを十分理解しておく必要があるでしょう。

7　認知症高齢者にとっての夜

1) 認知症高齢者の夜間の状態

(1) 暗く長い夜がもたらす苦痛

　健康な高齢者であれば、夜間眠れない原因はある程度自身で把握でき、他者に伝えることやセルフケアができます。例えば「心配ごとがあったから」「疲れすぎたから」「昼寝が長かったから」など、自身で解釈したり、起床時刻を調整したり、昼寝をしたりなど、心身の疲労を軽減させる方法をとることは一般的です。記憶障害や見当識障害を伴うことが多い認知症高齢者に眠れない暗

く長い夜がもたらす苦痛を理解し、不安を軽減し、眠ることを支えることは生活の質を保証するうえでも重要です。

（2）症状や苦痛の表現が難しい認知症高齢者

認知症高齢者は不眠に限らず、自身の症状や不快感などを表現するのが難しく、たとえ表現されたとしても介護者や看護者の理解を助ける表現ではないことも多くあります。そのため、心身の苦痛に気づかれにくい場合が多くみられます。自分の心身に異常をきたしていても、その要因を自分で理解できず、他者にも理解してもらえない苦痛を経験しています。

太田[26]は、「認知症高齢者には、高齢者自身が認識や意思表出能力の低下と情動反応の保持にズレを感じていることとそれを家族や周囲の者に理解されないズレを感じていることから、二重の困難さがある」と述べています。睡眠障害による苦痛についても、介護者から理解されにくく、そのことが症状緩和への対応を遅らせることや、生活リズムの乱れが心身の機能に影響を及ぼすなど、認知症高齢者にとって苦痛でつらい時間をもたらすこととなっています。

2）認知症高齢者が夜間に影響されやすい要因

（1）身体的要因

認知症高齢者では、高血圧、狭心症、甲状腺機能亢進症、潰瘍、糖尿病などの老年症候群の症状・機能異常・疾患が認知症と複雑に絡み合っていることが多くあります。つまり、認知症の経過や症状のみにとらわれるのではなく、老年症候群による影響を合わせて援助する必要があります。

また、例えばレビー小体型認知症では、ありありとした小動物や子どもなどの幻視が特徴的な症状として挙げられます。実際に、レビー小体型認知症の高齢者が生活上の困難な体験として語ったこととして、日常に入り込む幻視がもたらす多様性が示され、幻視による会話の支障や幻視が冷静な自分を奪う体験の一方で、「自分の生活空間にひょこひょこ訪ねてくるちびちゃん（幻視）に違和感なくあたり前のように過ごしている」「寂しいときにそばにいていくれる幻視が支えになる」といったとらえ方についても報告されています[27]。幻視は対応が必要な症状ではあるものの、高齢者にとって馴染みのある人（可愛がっていた子どもや亡くなった夫等）が見えたときには眠れない夜を一緒に過ごす安心となっている場合もあります。そのため、その人にとってどのような意味をもつのか、幻視の体験や思いを理解した上での援助が重要となります。

(2) 心理社会的要因

　認知症高齢者は、心配や不安を抱えていても認知機能の低下により思考を整理することや解決に向けて行動することは難しい場合が多くあります。「家族の面会の後寂しくなり、家に帰ることができるか不安になっているのではないか」というように、本人にとっての出来事と合わせて不眠の要因をアセスメントすることが必要となります。また、施設で過ごす場合、長年の生活習慣と現在の起床・就寝時刻との差異によって眠りにつくことが難しい場合、介護者に安易に不眠ととらえられることもしばしばあります。認知症高齢者は光や音、温度への感度が高くなっていることが多く、個人にとって心地よい環境になっているかという点も眠りを支えるうえでは大事な要件となります。

(3) 環境的要因

　入院や施設入居によって多床室で過ごす認知症高齢者は、それぞれが援助を受け、療養する他人と自分の意思や希望とは関係なく時間や空間をともにします。それによって、援助の際も含めて日常的に他者から発せられる音や会話、光などの影響を理解できないこともあるため、環境に影響を受けている点も加味してアセスメントを行います。

　夜間に眠れないのは高齢であるかどうかや認知症であるかどうかにかかわらず、そのことで生活機能に支障をきたし、心身の苦痛やつらさを感じているとするならば、早急に緩和を図ることが必要になります。認知症高齢者の睡眠を支えるには個別性の高い援助が必要ですが、生活の基盤を支える看護として重要であると考えます。

引用文献

1) 長谷川和夫，南高まり（2020）：父と娘の認知症日記：認知症専門医の父・長谷川和夫が教えてくれたこと，中央法規出版.
2) NHKスペシャル（2020）：認知症の第一人者が認知症になった，2020年11月20日放送，NHK. https://www.nhk.or.jp/special/detail/20200111.html
3) 厚生労働省（2017）：認知症施策推進総合戦略（新オレンジプラン）～認知症高齢者等にやさしい地域づくりに向けて～（概要），p. 3，平成29（2017）年7月改訂版. https://www.mhlw.go.jp/file/06-Seisakujouhou-12300000-Roukenkyoku/nop1-2_3.pdf
4) 厚生労働省（2019）https://www.mhlw.go.jp/content/000519053.pdf
5) 認知症の人にやさしいまち神戸モデル. https://kobe-ninchisho.jp/
6) 日本認知症本人ワーキンググループ-JDWG. http://www.jdwg.org/statement/
7) 神戸市看護大学老年看護学分野：生活の中での困りごと別にみた　自分らしく暮らすためのひと工夫. https://www.kobe-ccn.ac.jp/archives/001/202003/infirmary01.pdf
8) 中西睦子監修，沼本教子，水谷信子，竹崎久美子編著（2001）：TACSシリーズ7　老人看護学，

p. 10-13，建帛社．

9) 日本神経学会監，「認知症疾患診療ガイドライン」作成委員会編（2017）：認知症疾患診療ガイドライン 2017，p. 56，医学書院．

10) 大沢愛子，前島伸一郎（2020）：認知症に対する非薬物療法とそのエビデンス，日本老年医学会雑誌，Vol. 57, No. 1, p. 41. https://www.jstage.jst.go.jp/article/geriatrics/57/1/57_57.40/_pdf

11) 前掲書10），p. 42.

12) 堀地彩奈（2020）：高齢者と軽度認知症の人の睡眠に対する非薬物的介入，日本認知症ケア学会誌，Vol. 19, No. 2, p. 392-398.

13) 井上雄一（2015）：認知症と睡眠障害，認知神経科学，Vol. 17, No. 1, p. 26-31.

14) 前掲書12），p. 394.

15) 三島和夫：不眠，過眠，睡眠—覚醒リズムの異常，中島健二他編集（2020）：認知症ハンドブック 第2版，p. 86，医学書院．

16) 前掲書12），p. 394-395.

17) 日本精神神経学会監修，高橋三郎翻訳（2014）：DSM-5 精神疾患の診断・統計マニュアル，p. 609-610，医学書院．

18) 前掲書13）．

19) 三島和夫（2020）：認知症の睡眠－覚醒障害の診たてと対応，Pharma Medica，Vol. 38, No. 8, p. 47-51.

20) 日本神経学会監修（2017）：睡眠時無呼吸症候群は認知機能を悪化させるか，認知症疾患診療ガイドライン，p. 141-142，医学書院．

21) 前掲書19），p. 49.

22) 前掲書19），p. 49.

23) 湯槙ます，薄井坦子，小玉香津子，他訳（2011）：看護覚え書—看護であること看護でないこと—，p. 130，現代社．

24) 前掲書22），p. 182.

25) 前掲書22），p. 182.

26) 太田喜久子，奥野茂代，水谷信子編（2007）：認知症高齢者の看護，p. 10，医歯薬出版．

27) 加藤泰子，高山成子，沼本教子（2014）：レビー小体型認知症の高齢者が語る生活上の困難な体験と思い，日本看護研究学会誌，Vol. 37, No. 5, p. 23-33.

参考文献

・三島和夫：不眠，過眠，睡眠—覚醒リズムの異常，中島健二他編集（2020）：認知症ハンドブック 第2版，医学書院．

II

ケアする人にとっての夜

1 ケアの場からみた夜

1 病院・施設におけるナイトケア

　病院・施設におけるナイトケアは交代制勤務によって支えられてきました。1日の勤務について、日勤を朝から夕方までの8時間、夜勤を夕方から朝までの16時間とする2交代制や、日勤と準夜勤と深夜勤の3種類に分け、日勤が朝から夕方までの8時間、準夜勤が夕方から深夜までの8時間、深夜勤が深夜から朝までの8時間とする3交代制を採用している施設があります。最近は12時間ごとの2交代勤務も増えています。

2 ナイトケアにおける心身への負荷

　ナイトケアに従事する際、ケアする人は生活リズムが昼夜変動することにより身体的負担に直面することになります。日頃から昼間に活動することで生活リズムが形成されているわれわれにとっては、活動時間を180度変えることによって意識せずとも心身に負荷がかかります。社会の変化に伴う子育て中の職員の増加や就業者年齢の上昇、夜勤可能な一部の職員がより多くの夜勤をせざるを得ない状況などにより、夜勤による心身への負担が重く夜勤ができないまたはしたくない者が増える悪循環に陥ったなどの課題が示唆されています[1]。では、実際にどのような身体的・精神的負担が生じ得るのでしょうか。

　本来は眠る時間帯に長時間の勤務を行うことで、われわれの身体や精神にさまざまな影響を与えることがわかっており、交代勤務によって、ストレス、睡眠障害、代謝障害の発生などと同様に社会・家族関係に障害が生じ得ること[2]、また16時間勤務の夜勤で働く看護師において、夜勤中に2時間を上回る仮眠をとる看護師は仮眠をとらない看護師と比較して蓄積疲労症状が有意に少なかったこと[3]などが報告されています。

　2019年介護施設夜勤実態調査[4]によると、介護現場では、長時間夜勤の割合は9割に及び、小規模施設では1人体制の夜勤が恒常的に行われています。多機能施設の場合は、2交代勤務時は1人夜勤となっており、休憩時間が少ない・とれないという実態が報告されています。また、夜間急変時対応が必要な場合

を踏まえると、休憩時間は調査結果以下である可能性が推察されます。さらに、4割以上の施設で仮眠室がないと回答しています。特に、小規模多機能型居宅介護や看護小規模多機能型居宅介護の事業所では半数以上、短期入所や特別養護老人ホームなどでも4割以上が同様の回答でした。ナイトケアを提供する職員にとっては、病院勤務のケア従事者が休息時間を長くとることで疲労が軽減していることを踏まえ[3]、施設においても勤務時間外の家事や子育てなどの疲労も含め、仮眠室の整備、仮眠時間の確保、インターバル勤務を含めた交代勤務のあり方を検討していく必要があります。

3 ナイトケアにおける業務の特徴

　次に、ナイトケアにおける業務の量と質に着目してみます。ナイトケアは、日勤帯からの状態変化の把握から始まります。決められたルーティン業務に加え、その日の患者・利用者の状態に応じて必要なケアを組み立てていきます。さらに、ナイトケアには、ケアの提供に加え、夜間の患者・利用者の状態や動作の評価が加わります。ここで、ナイトケアの実践にはどのようなものがあるか、主要なケアとともに、夜間に評価が必要な日常生活動作を下記のとおり確認しておきましょう。

1）就寝前の対応

　日勤の職員から申し送りを受け、患者・利用者の健康状態に変化がないか、ラウンドします。

　夕食の時間には、配膳・下膳、食事介助、口腔ケア、服薬管理（与薬を含む）の後、トイレ誘導と居室までの移動・移乗の介助を行います。

　消灯前のラウンドを行い、明るい環境下での状態観察は最後となります。消灯前に健康状態に変化がないか、アセスメントを行う重要な時間となります。就寝後に再度覚醒させないように、必要なケアを提供します。例えば眠前薬の与薬や水分補給の飲料提供のほか、転倒・転落防止のために常夜灯を確認したり、時計を見える位置に置いたりなどです。また寝苦しくないか、寝具や室温などを整え、更衣を介助します。就寝前のトイレ誘導やおむつの確認も行います。

2）就寝時の対応

　消灯後のラウンドでは中途覚醒の有無に気をつけ、睡眠状況を確認します。また、暗闇で患者・利用者の急変を見逃さないように呼吸状態や表情の変化に

注意して観察を行います。睡眠中の尿意・便意の有無、おむつ交換が必要な頻度や時間、トイレまでの移動能力、口渇時の飲水動作などが日中と差がないかについて評価します。

3）翌朝の起床時の対応

翌朝の起床時には、更衣、洗面、整容、口腔ケア、トイレやおむつ交換の介助を行います。朝食時には、配膳・下膳、食事介助、口腔ケア、服薬管理（与薬を含む）の後、トイレ誘導とお部屋まで移動・移乗の介助を行います。記録した夜間の様子を日勤の職員と共有して業務終了となります。

4　ナイトケアにおける倫理

日中と夜間では、患者・利用者にとって長年の習慣も別物です。どのように夜を過ごしているのか、その価値と習慣に耳を傾けるとともに、夜間の環境下でどのくらい自立して日常生活動作を遂行できるのか、日中の様子しかわからない職員と共有を図る役割と実践力の発揮が期待されます。ここで重要なポイントは、ケア提供者（自身）が考える夜間の過ごし方を標準として対象に当てはめないことです。自己のナイトルーティンの標準化ともいえるこの思考は、倫理的な問題と隣り合わせです。「私は 22 時に寝るから」「消灯時間は 21 時だから」「寝る前はテレビを見ないから」といった自己の価値と習慣を当てはめることで、患者・利用者は自分らしさと尊厳を侵害された気持ちになり、「病院・施設に入れられている」「自由がない」「家に帰りたい」と苦痛を負い、病院や施設が「家」から大きくかけ離れた場になってしまうのです[5]。

また、日中に比べ夜間では職員の数が少ないことから、忙しさに支配され、「必要最低限」へと自らケア水準を下げてしまいがちです。患者・利用者に「夜間は人が少ないんです」と言葉で伝えることは、ケア提供者の都合を押しつけているに等しく、ケアの受け手である患者・利用者の人権を脅かしかねません。しかしながら、ナイトケアにおける環境、特に人的資源、医療資源は日中に比べ大きく制限され、日中にできることが夜間にはできないということも往々にしてあります。この日中と夜間の体制の違いに葛藤を感じる人は多いでしょう。この葛藤を言語化し、職員間で共有することで、見直しや新たな業務改善のアイディアが生まれ、ナイトケアの質の改善につながるものと考えます。

5 ナイトケアにおける判断と責任の重さ

　日中と夜間の体制の違いによる職員の不安事項の一つに、夜間急変時対応が挙げられます。特に、介護職の急変時対応への知識・技術不足を解消し、不安軽減を目指した急変時対応フローシート作成や報告・連絡・相談体制の整備が必要です。日頃から急変時のシミュレーションを行い、看護師、看護補助者、介護職、医師との連携方法を確認することで不安を解消していく必要があります。

　例えば特別養護老人ホームの夜勤の介護職における救急対応の課題として、施設長と家族の意向の確認後に心肺蘇生が行われることや、他の業務による心肺蘇生の中断が明らかになっており、救命が損われている可能性が示唆されています。救急対応を強化するには、入所者ごとの急変・心肺停止リスクの情報とその対応をすべての看護職・介護職と共有し、介護職個人の心情に左右されず、ほかの入所者への対応が継続される中で適切な心肺蘇生が可能になるよう対策を検討していく必要があります[6]。

　また、特別養護老人ホームにおける夜間の看取りについては、看護師が介護職の精神的負担を把握することが必要であり、的確な状態予測を行い、夜勤の介護職に今後起こりうることを申し送る取り組みがなされています。看護師が介護職の精神的負担を軽減するため、日頃から安心のために声をかけ合い、人の死を受け入れるための教育も行われています[7]。

　ナイトケアにおける急変や予測していなかった事態に遭遇し慌てないためにも、日頃から看護師、介護職、関係職種、家族と連絡を密にして信頼関係を育んでおくとともに、アドバンス・ケア・プランニングを定期的に行い、対応方法を明確にしておくことが必要といえます。

6 ミニマムナイトケアから発展的なナイトケアの探究へ

　最後に、病院や施設のケア従事者にとっての夜は、日中と人員が異なるのもさることながら、看護とケアにかかわる主要な業務以外のサービスシステムが停止するため、限られた人的かつ物的なサポート体制の中での実践が必要となります。夜間ではまず最小限のケアをと考えがちですが、むしろ夜間だからこそ日中のような過密スケジュールはなく、患者・利用者とゆっくりかかわれるということも忘れてはなりません。現にナイトケアに従事する職員の中には「夜勤のほうが好き」という人もいます。ここで、ナイトケアにまつわるエピソードを2つ紹介します。

まず、患者・利用者とのエピソードとして、ある日の夜勤の際、「眠れない」とナースステーションに相談しに来た患者はその場にあった椅子に座り、やがて語りの時間が始まりました。看護師がその患者の語りに耳を傾けていると、眠れないつらさとともに、ライフヒストリーにも話が及び、これまで知らなかった患者の過去や思いがあらわれてきました。話し終わると、にこやかな顔に戻り、自分の部屋に帰っていきました。その後、朝までゆっくり眠ることができ、朝食時にもすっきりした顔をされていました。

次に、一緒に働いている看護師とのエピソードですが、その日夜勤でペアだった看護師が、消灯時に患者一人ひとり丁寧に顔を拭き、シーツのしわをのばしながら布団を一つひとつ整え、またチューブやケーブルが身体に接触していないかなど、確認しながら巡回していました。筆者が朝のラウンドの際、綺麗に整えられたベッドの様子と晴れやかな患者一人ひとりの表情を目にしたとき、職員にとって夜勤はとても多忙であったろうに、患者・利用者さんの顔からは心地よく眠れたのだろうなと、朝陽とともに不思議と心地よい気持ちになったことがあります。

どちらも何気ないナイトケアのエピソードではありますが、ナイトケアを発展させるヒントが隠されているのではないでしょうか。人員が少ない夜だからとミニマムナイトケアに陥るのではなく、個々の患者・利用者の夜間の過ごし方の価値や習慣を理解しながら、個別性が高く心地よい夜を過ごせるようなナイトケアの探求をはじめてみませんか。

7 訪問看護ステーションにおける夜間の対応体制

地域包括ケアシステムの推進に伴い、病院から在宅療養への移行が進んでいます。医療や介護の必要な利用者、特に生命維持装置を使用する利用者の機器トラブルやがん終末期の利用者の病状やADLの急激な変化に対応するには、24時間の在宅療養支援体制は不可欠です。近年、単身世帯（一人暮らし）、とりわけ単身高齢世帯（一人暮らしの高齢者）が増加しつつあり、今後、在宅において医療依存度の高い状態や終末期にある一人暮らしの高齢者が増加していくと考えられます。このような潮流の中で、利用者とその家族が安心して在宅療養を実現できるようにするためには、看護師による24時間の支援体制が欠かせません。24時間対応可能な訪問看護体制は利用者・家族にとって大きな安心となります。

訪問看護ステーションでは、病院のような交代勤務制ではなく、夜間携帯電話を持参して自宅で待機する、いわゆるオンコール体制を採用しています（報

酬制度上の緊急時訪問看護加算、24時間対応体制加算）。利用者またはその家族等から電話等により看護に関する意見を求められた場合に常時対応でき、必要に応じて24時間緊急訪問を行う体制です。オンコール（待機）の時間は訪問看護ステーションの営業時間外（例えば平日17時〜翌日9時、土日祝祭日の終日）で、多くの事業所では常勤職員が中心に担当しています。しかし、訪問看護ステーションの半数強は看護職員が5人未満の小規模、中規模事業所です[8]。オンコールの担当期間（毎日交代、1週間ごとの交代）や1カ月間の当番日数は事業所によって異なります。個々の事業所では、複数体制でオンコール当番をする、看取りが近い（臨死期）利用者は受け持ち看護師が担当するなどの工夫をしています[9]が、看取りが重なるときもあり、一人ひとりの職員にかかる負担は大きいのが現状です。

　訪問看護師のストレスやワーク・ライフ・バランスに関する研究では、「（オンコールの当番のときは）24時間体制による拘束感がある」[10]「（オンコールの負担のために）訪問看護ステーションへの就職を諦める看護師がいる」[11]「単独でケアを実践することへの不安や責任の重さが職場定着を困難にしている」[12]などの指摘もあり、訪問看護師の人材確保にも影響を及ぼしています。安定した夜間緊急対応を提供するうえでも、訪問看護サービスを提供する基盤整備が課題となっています。

8　オンコールを担当する訪問看護師にとっての夜

　オンコール当番は訪問看護師にとって身体的、精神的に負担の大きいものです。利用者・家族からの電話で状況を把握し、緊急性を迅速に判断することが求められます。近年、在宅医療における電子カルテの普及によって、職場から貸与されたタブレット端末を用いて、自宅から利用者の情報を確認することが容易となりました。一方で、利用者・家族からの電話情報は、客観性に欠ける情報や不足する情報があります[13]。電話の内容だけでなく電話口での声の調子や雰囲気も含め、利用者の健康状態や介護状況をアセスメントし、緊急性（電話相談か、緊急訪問か、病院へ救急搬送か）や医師への連絡・往診の必要性を即座に判断することは、訪問看護師にとって重責となっています[14]。

a．緊急訪問を判断するとき

　熟練訪問看護師を対象とした調査[15]では、①看取りや緊急性が高いとき、②電話口の情報では判断に迷うとき、③利用者・家族のみでは対応が困難と判断したとき、④緊急性があまり高くないが、利用者・家族の不安や苦痛が大き

く訪問看護師の対応で軽快が見込めるときには訪問を行っていました。⑤電話だけでは病状の判断が困難な場合や、⑥中心静脈栄養を 24 時間実施している利用者のポンプトラブル、老々介護事例における転倒など、利用者・家族では対応が困難と判断したときにも緊急訪問を選択していました。看護師など医療の専門職が訪問することで安心する利用者・家族もいます[16]。

b. 救急搬送を判断するとき

　電話で会話や返事ができるかで意識レベルの低下を判断したり、利用者や介護者が気づいていない変化を察知し、脳梗塞や心筋梗塞の疑いなど看護師の訪問を待っている間に病状が悪化する恐れがあれば、救急搬送の依頼を判断していました。そして、救急隊とのコミュニケーションが困難な場合は、状況を説明するために緊急訪問を行っていました[17]。

c. 電話相談と判断するとき

　在宅酸素療法を実施している利用者に、酸素チューブが外れていないか、酸素流量、室温・湿度などを確認し伝える、膀胱留置カテーテルから尿が出ないときは管が折れていないか確認して流出があれば様子をみるよう伝えるなど、医療知識の提供と適切な対処法の指導による電話相談対応といった判断を行っている場合もありました[18]。

　オンコールを担当しても体調にあまり影響を受けない人もいますが、たとえ緊急訪問がなくても「電話が鳴っていないか、連絡が入らないか」と常に携帯電話を確認するなど、いつ電話が鳴るかわからない拘束感を抱く人も多くおり、夜間床に入っていても緊張感や責任感で何度も睡眠が中断され、再入眠が困難であると述べる人もいました。

　また、オンコール体制では、オンコール当番の翌日も通常勤務です。深夜や早朝の緊急訪問後にそのまま通常勤務に入ることもあり、睡眠不足や疲労の状態で業務を遂行するなど、日中の業務に支障があると述べる人もいます。オンコール当番の翌日は早く休息をとりたいという希望も聞かれます。遅めの出勤や早めの退勤といった配慮を行ったり、深夜の 12 時以降に緊急訪問した場合には翌日の勤務の午前あるいは午後を休みにするなど、職員の交通事故や医療事故の予防のために休息をとる体制を整えているステーションもあります。

　緊急時訪問時の交通手段は、地方では主に自動車、都市部では自転車やバイクですが、天候次第でタクシーを利用しています。深夜の移動は交通事故につながる可能性も考えられます。また、訪問看護師は女性が多く、深夜一人での外出に加え、初めて訪問する場所である場合は周囲に注意を払い、不安や怖さ

　このようにオンコールを担当する訪問看護師にはさまざまな影響があります。しかし一方で、困って連絡してくる利用者・家族に対して応えていくことが訪問看護冥利に尽きると感じ、また感謝や安心の言葉をいただくことで疲れも吹き飛び、たとえ槍が降ろうとも訪問するという思いになるといった前向きな発言も聞かれ、利用者・家族から必要とされることはオンコールに伴う負担感の軽減につながっています。

9 訪問看護師のオンコールに対する準備

　夜間を含む時間外の電話のほとんどは、利用者の病状や療養状況から予測可能なものです。時間外に起こりうることをあらかじめ予測し、その対応について、事業所内外のチームで共有しておくこと、必要な指示を医師から事前に得ておくこと、また利用者・家族に対しては、日中の訪問の際に説明しておくことが重要です。

1) 時間外対応が生じうる場合の予測

　時間外の対応が予測されるのは、退院直後の利用者、医療機器を使用している利用者、急性増悪によって病状が不安定な利用者などです。特に、病状変化の速い臨死期では、訪問頻度の増加や訪問時間の延長、そして緊急・夜間の訪問も増加します。不安が高じた家族から夜間の急変で救急車を呼びたいという連絡が入る場合もあります。また、夏季には熱中症や脱水といった療養環境の急な変化に伴う緊急電話も予測されます。

　時間外の連絡が予測される場合には、あらかじめ電話で病状を確認し、緊急事態を未然に防ぐための対応をします。前述の調査[15]では、「発熱等で夜間緊急電話が予測される利用者には早めに電話をかけて対応方法を伝えておく」「次回の定期訪問よりも前に電話をして様子を聞く」「新規の利用者では次回訪問の予定確認を表向きの理由に電話をかけ、排便状況や様子を情報収集する」などの事前対応をしていました。

2) 事業所内における職員間の情報共有

　緊急電話が予測される状況への準備のためには、職員間の情報共有が欠かせません。事業所では毎朝のミーティングの際に職員全員で、緊急電話への対応を含む利用者の情報を共有しています。ミーティングで報告された前夜の緊急電話について、実際に自分が当番であったらどのように行動するか、シミュレー

ションしておくことは実践能力の向上にもつながるでしょう。

3）定期訪問時の利用者・家族への説明

　在宅看取りでは家族に今後どのような状態変化が予測され、そのときにどう対応する必要があるかを説明し理解を得ておくことも重要です。医療機器の管理が必要な利用者では、トラブルの予防、発生時の対応方法を説明しておきます。

　利用者・家族に「心配や相談はいつでも遠慮なく連絡してください」と機会あるごとに伝えておくことが肝要です。そうすることで緊急訪問に至る前に介入ができたり、対応の遅れを回避することもできます。また、利用者・家族にとっては、いつでも相談できる（来てくれる）という安心感や訪問看護師への信頼感となり、救急搬送の要請や不必要な入院の回避にもつながります。

4）多職種との連携

　医療依存度の高い利用者や終末期の利用者は医師との連携が不可欠です。特に臨死期では病状が急速に変化するため、医師と密接な情報共有と連携が必要となります。また、ケアマネージャーや介護職に対し、連絡してほしい内容を具体的に伝えることなども重要です。

　緊急の電話をゼロにすることは残念ながらできません。できる限りオンコールに至らないよう（緊急事態が生じないよう）、予防・準備・対応しておくことが重要です。このことは、利用者・家族が安心して在宅療養を継続できるだけでなく、職員の負担を軽減し、健康で働き続けることにもつながります。

引用・参考文献

1）日本看護協会（2013）：夜勤・交代制勤務に関するガイドライン，p. 10-17.
2）Rosa D, Terzoni S, Dellafiore F, Destrebecq A（2019）：Systematic review of shift work and nurses' health, Occupational Medicine（Lond）, Vol. 69, No. 4, p. 237-243.
3）Kagamiyama H, Sumi N, Yoshida Y, Sugimura N, Nemoto F, Yano R（2019）：Association between sleep and fatigue in nurses who are engaged in 16 h night shifts in Japan：Assessment using actigraphy, Japan Journal of Nursing Science, Vol .16, No. 4, p. 373-384.
4）日本医療労働組合連合会（2020）：2019年介護施設夜勤実態調査結果，医療労働，Vol. 631, p. 1-37.
5）大橋由基（2022）：入院患者への睡眠ケア，睡眠医療，Vol. 16, No. 2, p. 227-231.
6）古川美和（2019）：特別養護老人ホーム入所者の尊厳を守る夜勤時救急対応の課題，高齢者虐待防止研究，Vol. 15, No. 1, p. 79-89.
7）大村光代（2017）：特別養護老人ホームでの看取りにおける職員の精神的負担に対する看護管理者の対応，日本看護科学会誌，Vol. 37, p. 272-278.

8) 日本訪問看護財団（2022）：令和4年度日本訪問看護財団事業のご案内，p. 8. https://www.jvnf.or.jp/homecare-web.pdf

9) 須永恭子，田村須賀子：訪問看護師が抱える看取りの課題とその背景に関する検討，Home Hospice Care，Vol. 22，No. 1，p. 21-30，2014.

10) 小桧山美子：訪問看護師の職業性ストレスの実態とニーズ インタビューから得られた質的帰納的分析，訪問看護と介護，Vol. 16，No. 4，p. 312-318，2011.

11) 桶河華代，田村恵，上野範子：A県における訪問看護ステーションの24時間オンコール体制の実態，清泉看護学研究，Vol. 1，p. 53-61，2012.

12) 柏木聖代，田宮菜奈子，村田昌子，訪問看護ステーションにおける看護職員の採用・離職の実態と職員増減の関連要因，プライマリ・ケア，Vol. 32，No. 4，p. 209-217，2009.

13) 中野康子，川村佐和子：緊急電話受信時における訪問看護師の看護判断—看護判断プロセスに焦点を当てて—，日本在宅看護学会誌，Vol. 6，No. 2，p. 45-59，2018.

14) 菊地由紀子，石井紀子：訪問看護師の夜間オンコール業務と負担感および睡眠への影響，産業衛生学雑誌，Vol. 58，No. 6，p. 271-279，2016.

15) 加藤美奈子，神崎初美：24時間対応の緊急電話に対する熟練訪問看護師の判断と行動，兵庫医療大学紀要，Vol. 9，No. 2，p. 45-52，2021.

16) 前掲書15)，p. 48.

17) 前掲書15)，p. 48-49.

18) 前掲書15)，p. 48-49.

　在宅におけるケアの対象者は、当然のことながら、療養者本人だけでなく、その家族も含まれます。そのうえでケア関係者が決して忘れてはならないのは、在宅におけるケアと生活の中心は、療養者とその家族であるということです。

　本項では、このことを念頭においたうえで、在宅における高齢者のナイトケアを行う際に大切にすること、意識して行うこと、実践から得られた知見等を中心に、特に留意が必要なポイントについて述べていきます。

1 "眠れなさ"がなぜ起こるのか―その要因を考え、「点」を「線」にする

1）在宅ならではの複合的要因の検討

　まず"眠れなさ"が起こるのはなぜか、その要因を考えることが大切です。在宅では、複合的な要因が多く、はっきりと特定することが難しい状況ではありますが、仮説を立てることは、とても大事なことです。

　訪問看護では30分や1時間といった限られた時間内でその人を看る必要があるので、"眠れなさ"だけではなく1日を通しての過ごし方も含め、「私がこの人だったら…」と1人称でその療養者の生活全体を語れるぐらいに理解していることが大事になってきます。「どのようなケアを行えるか」以前に「どれだけその人のことを知ることができているか」ということが大切で、常に自分のこととして1人称で語れるくらいに、その人の1日の生活を知っていることがケアを行っていくうえでの一つのヒントになってきます。

　病院・施設では24時間体制によって「線」で看ることができますが、在宅では訪問時ごとの「点」でしか看れず、ましてや独居で記憶障害がある場合などは、例えば睡眠であれば、本人が寝たか寝てないかも覚えてない状況で、実際に眠れているのかどうかは不明です。そこで、多くの情報があればその人を理解できるようになることで適切な仮説が立ち、もしかしてこれが眠れなさの原因かもしれないというところに初めて手が届き、そのことが在宅でのケアのポイントになると考えます。

　ナイトケアの中で「眠れる」「眠れている」というのは、ただ単に睡眠に関

する情報だけでなく、体調面や精神面の良さなど、その人のあらゆる状態を表しており、大切な情報になります。記憶にばらつきがあったとしても、眠れているかどうかは、経験上、比較的答えやすいものであり、その人の状態を知るための重要な情報になり得るのです。

2) スタッフや家族との情報共有や協力関係の重要性

　在宅でのケアにおいて、24時間継続してかかわることのできない中で、「点」を「線」にしていくためには、まず普段から管理者・スタッフ間でコミュニケーションを図り、情報を得ることが大切です。訪問したときの情報だけではわからないというときは、他の在宅関係者とも情報を共有して、現在起こっている状況と考え合わすために協力を求めるように留意しましょう。

　特に、独居や高齢夫婦の場合、記憶障害なども多いので、知っている人たち（主治医・介護職・家族など）との関係が大事になります。家族との関係も最近はなかなか疎遠になっているうえに、このコロナ禍でますます会うことが少なくなり、協力関係というものを築きにくくなっています。

　そのような中、例えばSNS（Social Networking Service）^{注）}を使って訪問の様子を知ってもらったり、実際のケアの様子を可視化したりすることも一つの方法です。危機管理の意味合いも含め、離れている家族とも困ったときに協力関係を築けるという意味で大事なツールになります。家族は有力な情報源であり、家族を前にすると過去からの情報やサービス提供者には伝えていなかった情報が出てきたり、逆に家族も知らない今までと違った一面が垣間見えたりと、さまざまな意味で役立つことが期待できるのではないでしょうか。

2 「夜」の不安定さは「夜」だけにとどまらない

　「眠れない」というと、夜の状況だけに注目しがちですが、寝るまでにあったいろいろなイベントであったり、日中から何らかのサインが出ていたり、24時間の過ごし方だったり、それらが夜に凝縮されて出てくるのです。つまり、夜の不安定さというのは夜に始まるのではなく、したがってナイトケアとは、「夜」のケアだけにとどまらないということです。

1) 本人の不安に寄り添う日中訪問時のかかわり

　ここで、頼りにしていた夫をコロナで亡くした80代後半の女性の事例を紹

注）個人情報の保護には十分配慮すること

介します。記憶障害があり、その時々のことしかわからず、睡眠状態の確認が難しい状況でしたが、初めて一人になって眠ることができているか、日々どのような思いで過ごしているのか等、こちらから詳細に質問していく中で「テレビをつけていないと眠れない」「たびたび目が覚める」など、何となく答えられるようになっていました。

　そこで、彼女が話したいと思ったときに、吐露できるということが大事ではないかと考えました。ほんの少しだけこちらから察してみて、「おひとりになられて寂しいのではないですか？」など、あまり深く掘り下げずに問いかけて、仮に答えが返ってこなくてもそのままそうっとしておくというようなかかわりを続けました。

　そうすると、あるときたくさんの思いを吐露してくれたことがありました。「眠れない」「一人になってこれからどうやって生きていったらいいかわからない」と率直に話したり、逆に混乱して表情が硬くなったときもありましたが、だいたい1カ月ぐらいで、心配された状況を次第に立て直し、新しく生活を構築していくプロセスができました。そして、訪問の際の限られた時間だけでも、自身の思いを吐露できることが彼女の気持ちを安定させるだけでなく、そのことが一瞬でも夢中になれることとしてあることで、ほとんどが不安定さで占められている彼女の状況がちょっとずつでもよい方向へ向かうのではないかという仮説を立てました。

2）本人の生活史からヒントを得たかかわり

　彼女が少しでもホッとでき、また楽しめるものとして、彼女のこれまでの生活史の中から、裁縫が得意ということを見つけ、何とか一緒にやり始めたのが巾着袋の製作です。巾着袋は筆者自身が好きで、他の看護師たちも血圧計や聴診器を入れるために活用できたらと考えたのが理由です。実際作り始めると、何十年かぶりのことで忘れていると話されて、当初は思い出しながらゆっくり進めていましたが、やがてどんどんスピーディに作り上げ、筆者たちが置いて行かれる形になりました。

　この巾着袋づくりだけがよかったわけではないと思いますが、今ではすっかり夫のことを一つの過去のこととして話せるようになり、今から自分はどうやって生きていくか、「さみしいわ〜」と言うことはあっても、そのことに占領されることはなくなり、夜も眠れるようになってきています。

＊

　上記の事例を通して、在宅療養者に対しては、こちらから無理に聞き込んでいくというのではなく、本人が何となく話したいときに話したいと心に浮んだ

ことを吐露できるようなかかわり方を念頭に置きながら、ナイトケアにおいては、夜に起こることはその前のことが凝縮されているため、夜の状況だけを見るのではなく、原因によって日中からのかかわりがとても大事であると理解いただけるのではないでしょうか。

　また、在宅には、その人の生活そのものやその人が今まで生きてきた人生があり、その人の価値観やこだわり等を知るヒントがたくさんあります。ここで例として挙げた「巾着袋づくり」は、高齢者の発達課題の達成にも役立っており、高齢者へのケアの特徴として注目すべき点です。その人が夢中になれるものを見つけ出すということがケアのポイントの一つになっています。また、高齢者は役割を失っていくことが多いですが、その中で、看護師のために「巾着袋づくり」を行うことで、新たな役割を担うことになり、高齢者看護としても大変大きな意味をもっています。

3　療養者本人と家族の間を取り持ち、理解を促す

　病院や施設と異なり、生活の場を常に同じにしている家族にとって、「眠れない」ということは身体的にも精神的も大変な負担となります。夜間、療養者が眠れないと、家族もその対応で眠れなくなり、休息が取れないだけでなく、イライラして介護に支障をきたすなど、生活全体や家族関係にも影響を与えるようになっていきます。そのため、本人にとっても、家族にとっても、ナイトケアはとても重要です。

1）本人・家族それぞれの思いのすれ違い

　ここで、妻と二人暮らしのがん末期の70代の男性の事例を紹介します。病状が重いため主治医から退院許可が出ない中、本人、家族の強い希望により、何とか調整を行い、退院し在宅療養となりました。入院中は夜間せん妄が激しかったのですが、「家に帰るとよく眠れて、せん妄も出現していない。あれは何だったんだろう」と退院後1週間は、食事もできるようになり、本人も快適に過ごし、妻も自信がついて本人も喜んでいる様子でした。

　ところが2週間目になると、元気がなくなり、何も話さず、背中を丸めているような状況になりました。静かにそばに座って、どうしたのかを聞いてみると、「家に帰ったら元気になれるかもと思っていた。でもやっぱりちがうんだな。覚悟はしてたけど、日に日に弱くなっていくのがわかる。それでも家で暮らす1日は素晴らしいなあ」とだけ話しました。

　そして3週目の訪問の際には、あんなにやさしかった妻が険悪な様子になり

ました。妻に話を聞くと、夜に頻回に呼ばれるようになり、灯りも消せず、もう限界との訴えでした。彼に何が起きているのか、彼自身が手掛かりをもっているのではないかと思い、本人に聞いてみると、死に関連したエピソードや思いについて1時間ほど話したのです。話し終わった後には安堵のため息をつき、静かに眠りにつきましたが、これまで4〜50年連れ添った妻は「主人がこんなにしゃべるのは初めてです」と驚いていました。

2）本人・家族の言動や状態からのアセスメントとケア

　筆者は妻に「本人の中でも終末期に近づいていることがわかっていて、灯りを消すともう目覚めることがないのではと思ってしまうのではないか、わがままではなく、病状の変化の中で起きていることではないか」と説明しました。すると妻も理解できたようで、状況は変わらなくとも、落ち着きを取り戻すことができ、ストレスも軽減されたようです。このことで夫への接し方が変わり、また睡眠薬も少し異なるパターンのものに変更したことで、その日の夜から眠れるようになりました。

　この事例でも、本人の思いを「吐露」してもらうことが解決のきっかけとなり、とても大切なかかわりになっていますが、もう一つ、家族へのかかわりがポイントになっています。本人の言動や状態から専門職として的確にアセスメントし、今起こっていると考えられる状態について家族にも理解しやすいように伝えることで、妻は夫が置かれている状況や状態、夫の行動の意味を理解することができ、夫も妻も穏やかに過ごせるようになりました。本人と家族の間を取り持ち、理解を促すということもとても大切なケアの1つなのです。

4　何を問題として着目するのか

　在宅では、病院や施設と違い、眠れていなくても、何時に寝て何時に起きていても、そのことであからさまに健康を害しているか、もしくは何らかの不調を表しているものでなければ、比較的自由に過ごすことが可能です。

　前項2・3の事例では、いずれも今置かれている不調が眠りに表れており、そこが普段どおりに整うこと、眠れるようになるというよりは「整えて取り戻す」ということが大事なポイントになっています。また、昼まで寝ているという人でも、そのこと自体が問題とならない場合、あるいはそれに合わせた支援ができるのであれば、特に問題にすることはないと考えます。例えば3時間でも「眠れた」というのがその療養者の日常において普通のことであれば問題ではなく、普通でない（＝眠れない＝3時間未満）ときに何か問題が起きている

かもしれないと考えればよいと思います。

　前項3の事例では、眠れずに困っていた夫が眠れるようになったことで、夫婦のすれ違いなども含めて解決につながりました。昼まで寝ていたいという場合には、何かしらの躓きがあっても、本人は不便に思っていないということもあると考えられます。長寿の高齢者の場合には、3日寝て（飲まず食わずで）1日起きるというような場合もあり、その睡眠パターンや生活リズムが必ずしも問題でない場合もあります。また脳血管障害により麻痺があるなどで、この先の生きる希望を失い、ある種自暴自棄になって、眠っているほうが楽と考えているような場合もあります。このような場合には、日中のほとんどの時間を眠って過ごすことにより、廃用症候群を引き起こし、その症状（せん妄や見当識障害、うつ状態など）のために、今度は夜眠れないということがあります。そのため、眠れなさやその原因が問題か問題でないかをしっかりアセスメントすることが高齢者の場合は特に大切です。

5 在宅療養者の「夜」を変えるために

　在宅では、実際に療養者にかかわっている時間は短いですが、そこに集中できるところが強みであり、逆にそこが弱みになる場合もあります。仮説を立てて試行錯誤しつつバランスを取りながらかかわっていくことで、結果として「夜」が変わってきます。

　先に述べた「点」と「線」との関連で言えば、病院に入院して24時間体制という「線」で看ていくほうが望ましい場合もありますが、前項の事例のように、在宅という特性を活かして、訪問時ごとの「点」であっても、その中でじっくりかかわるほうが相応しいケースは少なくないのです。

　例えばせん妄は対応が難しい症状の一つであり、どうしようもなく対応が難しいせん妄もあります。病院であれば薬をいろいろ試してみることも可能ですが、在宅では、そういった試行錯誤を家族と一緒にしていかなければならず、そういう意味でも難しさがあります。本人のつらさや家族の限界などを見極めて、入院や緩和ケア病床のほうが安楽に過ごせると考えられるケースは相談してお願いする場合もあります。本人や家族が憎しみ等の負の感情を抱いてしまう前に何かよい方法を探って対応することも大切になります。

　いずれにしても、在宅でのナイトケアでは本人と家族が主役であり、その人の生活やこれまでの人生など、生活史を踏まえたうえで、日中のかかわりから一緒に考え、取り組んでいくことが大切です。

参考文献

・厚生労働省（2002）：精神・神経疾患研究委託費 睡眠障害の診断・治療ガイドライン作成とその実証研究班 平成 13 年報告書.

III

夜には
どのようなことが
起こるのか
——高齢者のナイトケアの実際

一人暮らしの末期がん高齢者の不眠の背景にある苦痛を軽減する

在宅での看取りの実現を左右する夜間の対応

近年、単身高齢世帯（一人暮らしの高齢者）が増加しつつあります。今後、終末期にある一人暮らしの高齢者は増えていくと考えられます。

一人暮らしの高齢者の在宅での看取りは困難と思われているのが現状です。一人暮らしの高齢者の看取りは、病院や施設が望ましいと考えている（あきらめている）病院の医師や看護師も未だにいます。確かに、一人暮らしの高齢者の看取りを支える際は、配慮しなければならない点やクリアしなければならない課題が多くあります。また、一人暮らしといっても別居家族からの支援が受けられるか、全く受けられないかによっても異なります。特に、後者の場合で本人の認知機能が低下している事例では、最終的な意思決定は誰が行うのかといった局面で、支援者側に負担がのしかかることも少なくありません。

しかし、一人暮らしであっても本人が希望すれば自宅で穏やかな最期を迎えることは可能です。在宅で療養する終末期の高齢者へのケアでは、特に夜間における身体的痛みや、不安、不眠などにどう対応するかが大きな課題になります。夜間のケアの質が、在宅での看取りの実現を左右することがあります。

1 事例概要

1) Aさんの状況

Aさん（68歳・男性）は、公営アパートに一人で暮らしています。約20年前に妻と離別し、子どもはいません。肺がんを患い、がん化学療法を受けましたが、効果が見込めないことから中止し、自宅で療養しています。骨転移があり、病状の進行とともに腰痛や背部痛、呼吸困難感が出現し、室内をゆっくりと移動するのがようやくできるという状況でした。

訪問診療を週1回、訪問看護を週3回、訪問介護を週5回利用し、緩和ケア中心の対応・生活支援を受けていました。呼吸困難感に対しては在宅酸素療法、身体的痛みに対してはオピオイド製剤とレスキュードーズとしてモルヒネ速放製剤が処方され、本人が管理しています。

Aさんの楽しみは音楽鑑賞と好みのコーヒーを飲むこと、晩酌で好きな日本

酒を少し嗜むことです。なじみの介護職や、地域の支援者で同じアパートに住む友人、民生委員はAさんが心を許す存在でした。

2）病状の進行とともに現れた夜間の不安

　Aさんは、病状が進行するにつれ、一人で生活していくのに不安を感じ、これまでに2度入院しましたが、やや状態が改善すると自ら退院を希望し自宅に戻りました。それ以降Aさんは、「もう入院はしたくない。気ままに過ごせる家がいい。ずっと家にいたい」と、自宅で最期を迎えることを強く望んでいました。しかし、「覚悟はできている」と自分に言い聞かせるように言うこともあれば、「今まで好きなように生きてきたから、病気になったのは仕方がないと思う」と弱気な発言をすることもありました。

　病状悪化による衰弱の進行とともに、「昼間はみんなが来てくれるけれど、夜は一人でいろいろなことを考えてしまうから怖い」「いったん眠ったらもう目が覚めないような気がして、眠れない」といった発言がAさんから聞かれるようになり、夜間、訪問看護ステーションに電話をかけてくることが増えました。また、「夜も見まわりに来てほしい」との要望もありました。

2 アセスメント

　Aさんは、肺がんの治療を含め3度の入院を経験し、終末期の過ごし方について明確な意思をもっていました。弱音を吐かずできることは自分でやりたい（自分でやるしかない）という思いが強く、自律心を保つことがAさんの生きる支えとなっていました。しかし、身体的痛みや呼吸苦、一人で過ごすことへの不安・焦燥感・恐怖感は強い苦痛となり、入眠困難や中途覚醒を引き起こしていると考えられました。苦痛や生活機能の低下に伴う日常生活の困難さは、Aさんにとって「死ぬときはひどく苦しむのではないか」「このまま1人で死ぬかもしれない」など、終末期のこれからどうなるのか先が見えず、死を連想させるため、極力軽減すべきと考えました。

　支援者が不在のときも安心して過ごせるよう、夜間の安心と安楽を叶えるケアを提供する必要がありました。そして、夜間に生じる終末期のスピリチュアルペイン（全人的苦痛）に対して柔軟に対応し、不眠を改善していくことが求められました。

夜間のケアを中心に下記の目標を立てました。

①身体症状を含む苦痛を緩和し、Aさんの望む在宅生活をできる限り維持する

②看取りの段階に対応した社会資源を調整し、夜間1人の時間を安寧に過ごすことができる

　Aさんの不眠に対する睡眠薬として、オレキシン受容体拮抗薬が処方されました。オレキシン受容体拮抗薬やメラトニン受容体作動薬は、ベンゾジアゼピン系睡眠薬に比べて転倒リスクが少なく、またせん妄予防効果も示唆されています。

　訪問看護師は毎日、昼間と入眠時の1日2回、介護職はこれまでどおりの昼間の時間と午前0時・5時に、毎日巡回訪問することにしました。友人や民生委員も、Aさん宅を頻繁に尋ねてくれるようになりました。また、行政サービスである緊急通報用のペンダント（ペンダント型のボタンで、押すと受信センターにつながり、そこのスタッフが24時間対応できる）も用意しました。

　訪問看護師は、他職種と密接に連携しながら症状（身体的痛み、呼吸困難、便秘等）のコントロールや、今後起こりうる病状変化を予測しケアマネジメントを行いました。症状が出る前に、あらかじめAさんに電話を入れたり訪問したりして、できるだけ日中のうちに早めに対応しました。また、入眠の援助としては、21時に訪問し、腰背部に温湿布を貼り、アロマオイルによる四肢のマッサージを行いながら、Aさんの話を傾聴しました。Aさんがスピリチュアルペインを表出したり、察知したときは、Aさんの趣味の品や思い出の写真を見たり、大切な人と過ごしたエピソードを聞いたりし、Aさんの物語（これまでの人生）を一緒に紡いでいく（振り返る）過程を共有しました（回想法、ディグニティセラピー）。要請があれば夜間であっても看護師が必ず訪問することも説明しました。

　多職種協働による在宅支援チームでAさんの医療と生活の両面を支えていくため、訪問看護師が仲介役となり、ケアマネジャーなどの他職種に集まってもらい、Aさんを含めたカンファレンスをこまめに実施しました。Aさんの希望を聞き、その都度、医療・ケア方針を見直していきました。また、Aさんの同意を得て合鍵を預かり、玄関先にキーボックスを設置して支援者がいつでも入室可能な体制もつくりました。さらに、訪問看護師は看取りへの不安が大

きい介護職への支援を行い、看取りに備えました。

5 支援の結果

　Aさんは、睡眠薬の内服と訪問看護師による入眠時のケアによって比較的スムーズに入眠するようになりましたが、夜中に目がたびたび覚めてしまうとのことで、昼間はウトウトしていました。しかし、睡眠薬は増量せず、夜間の不眠時はこれまで通りの対応をすることとしました。Aさんは、「（介護職が）夜中に様子を見に来てくれてとても安心する」「何かあったら（訪問看護師が）飛んできてくれるのは心強い」と話し、夜間の定期的な見守りや緊急時の訪問体制はAさんの大きな安心につながっているようでした。

　最期を迎える1週間ほど前から、Aさんは急速に衰弱が進行し、自力歩行が困難となり、ほぼ寝たきりとなりました。全身倦怠感のため、身のおきどころがないつらい様子で、夜間の不眠は悪化しました。夜間も含め、1日を通して食事・飲水・排泄などのケアを適切な間隔で行えるよう、訪問看護師と介護職で訪問時間を再度調整しました。Aさんから夜間に連絡があったときは、どのような要望かを聞き、身体症状の緩和やスピリチュアルケアに対しては訪問看護師が、おむつ交換に対しては介護職が訪問しました。その後、夜間に介護職が訪問した際、Aさんは息をひきとりました。

6 この事例を通して伝えたかったこと

　長年一人暮らしをしてきたAさんは、どのような生活をしたいか、どのような最期を迎えたいか、明確な意思をもち、最期まで自宅で過ごすという覚悟を決めていました。しかし、死と向き合う時間が長くなると、込み上げる寂しさや不安から目がさえて、なかなか眠れずに長い夜を過ごすことが次第に増えていきました。夜間の静けさに心細さを感じ、ときには死への恐怖にかられ、誰かがいてくれることや見守られている安心感を求めるのは自然なことです。常に誰かとつながっていると感じられる環境をつくっていくのは、一人暮らしの利用者が最期まで自宅で過ごすための必須条件です。

　また、後手後手の対応では、1日の大半を一人で過ごす利用者の孤独感を増強させ、在宅療養を断念することになりかねません。今後起こりうる病状変化を予測し、日中のうちに早めに対応しておくことは、本人の不安を軽減し夜間の安寧につながります。

　一方で、「眠っている時間がもったいない」と夜遅くまで起き、深夜に読書

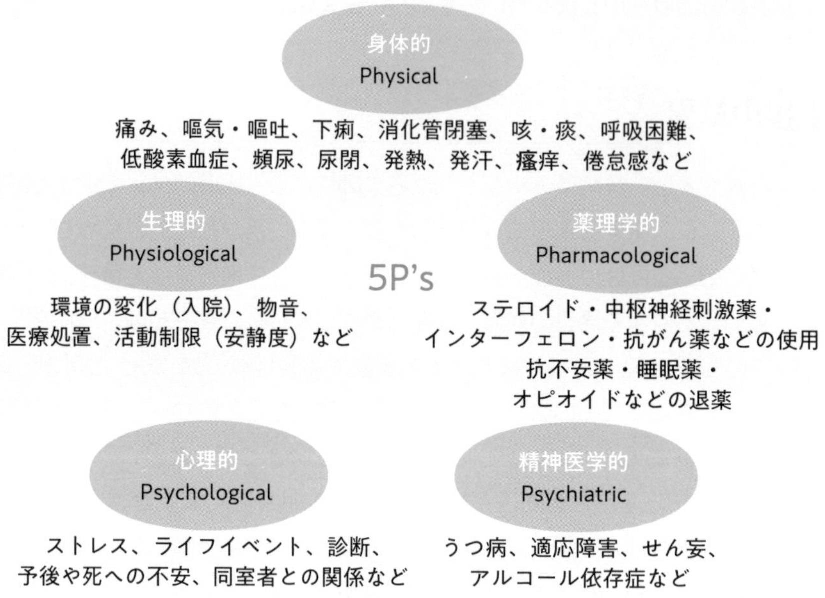

身体的
Physical

痛み、嘔気・嘔吐、下痢、消化管閉塞、咳・痰、呼吸困難、
低酸素血症、頻尿、尿閉、発熱、発汗、瘙痒、倦怠感など

生理的
Physiological

環境の変化（入院）、物音、
医療処置、活動制限（安静度）など

5P's

薬理学的
Pharmacological

ステロイド・中枢神経刺激薬・
インターフェロン・抗がん薬などの使用
抗不安薬・睡眠薬・
オピオイドなどの退薬

心理的
Psychological

ストレス、ライフイベント、診断、
予後や死への不安、同室者との関係など

精神医学的
Psychiatric

うつ病、適応障害、せん妄、
アルコール依存症など

図Ⅲ-1-1　がん患者の不眠の原因（5P's）

[宮下光令編（2022）：成人看護学（6）　緩和ケア　第3版，p.188，メディカ出版.]

をしたり、手紙を書いたり、思索にふけたりするなどして穏やかに過ごし、明け方から睡眠をとるという人もいます。その人の望む生活リズムを尊重できるのは在宅療養のよさでしょう。そういった利用者への対応では、「夜は眠らなければならない」という固定観念にとらわれず、限られた貴重な時間を過ごせるよう個々人の生活スタイルを尊重することも重要です[1]。

7　解　説

　痛みや脱水、低酸素血症などの身体的苦痛は、せん妄発症の引き金にもなるため、不眠なのか、せん妄なのかを注意深く観察する必要があります。したがって、身体的苦痛による中途覚醒のコントロールはせん妄予防の観点からも重要です。また、ベンゾジアゼピン系睡眠薬はせん妄を誘発しやすいため、服用開始後の観察が欠かせません。

　一般に不眠の原因は5つに分類（5つのP）されます。図Ⅲ-1-1はがん患者の不眠の原因を5Pの枠組みに整理したものです[2]。これらに加えて、病状悪化や身体的・精神的苦痛、排泄などの生活行動に関する迅速対応が困難な在宅特有の環境は、一人暮らしの末期がん高齢者にとって大きな不安や心配をもたらし、睡眠に影響を与えます。

したがって在宅では、病状の進行や看取りの段階に応じて変化するニーズに対応できる、夜間も含めた24時間の支援体制の構築が必要です。定期巡回・随時対応型訪問介護看護や、柔軟に「通い」「泊まり」「訪問」できる看護小規模多機能型居宅介護を利用する方法もあります。また、近年、遠隔医療やオンライン診療が急速に普及しています。在宅ケアにおいても、人的サービスの入らない時間帯の見守りやモニタリングにICT機器によるセンシング技術（感知器などを使用して脈拍や体温などを測定し管理する等）を活用できると、終末期にある一人暮らしの高齢者の安心感につながると考えます。

引用文献
1) 尾崎章子（2011）:「眠れない」「眠らない」患者のケア, EB nursing, Vol. 11, No. 2, p. 24-32.
2) 宮下光令編（2022）:成人看護学（6）　緩和ケア　第3版, p. 187-193, メディカ出版.

NOTE

「健康づくりのための睡眠指針2014　〜睡眠12箇条〜」

　2014（平成26）年に厚生労働省から「健康づくりのための睡眠指針2014　〜睡眠12箇条〜」（以下：指針）[1] が示されました。これは2003（平成15）年の「健康づくりのための睡眠指針〜快適な睡眠のための7箇条〜」を改定したものです。指針は、国民の健康増進を主目的につくられているため、必ずしも在宅や施設で療養中の高齢者に適用できるとは限りません。

　表III-1-1は、在宅や施設で療養中の高齢者の状況を踏まえて、本指針の内容を改変したものです。なお、第7条、第8条は若年者・勤労世代向けのため割愛しています。

表III-1-1　在宅・施設で療養する高齢者の状況を踏まえ改変した「健康づくりのための睡眠指針2014　〜睡眠12箇条〜」の内容

第1条：良い睡眠で、からだもこころも健康に
　睡眠には、心身の疲労を回復する働きがあります。このため、睡眠の量が不足したり、質が悪化したりすると健康上の問題や生活への支障が生じてきます。加齢とともに睡眠時間は短くなり、浅い睡眠が増え、中途覚醒の回数や時間が増加し、睡眠が断続的となります。その人に合った睡眠を見直し、睡眠の量・質の確保・改善していくことが重要です。

第2条：適度な運動、しっかり朝食、ねむりとめざめのメリハリを
　睡眠というと夜間の状況のみに着目しがちですが、睡眠と日中の過ごし方は表裏一体です。夜間の睡眠障害は日中の不調の原因になりますが、日中の過ごし方も夜間の睡眠に影響を与えます。睡眠には、24時間とおしての生活行動がかかわっているのです。

また、季節や気分、情動も睡眠に影響します。在宅や施設で療養している高齢者においては、一晩のみで睡眠の良否（過不足）を判断せず、2、3日のスパンで適切な睡眠がとれているか様子を見ていくことが大切でしょう。

第3条：良い睡眠は、生活習慣病予防につながります

　睡眠不足や不眠は生活習慣病のリスクを高めます。また、アルツハイマー型認知症の閉塞性睡眠時無呼吸症候群の合併率は健常者と比較して有意に高いことが報告されています[2]。睡眠呼吸障害と認知機能低下の関連については、間欠的低酸素状態、胸腔内圧変動によるアミロイドβおよびタウタンパクの集積、神経可逆性の低下、ニューロンの損失・萎縮が指摘されています[3]。これらの報告から、睡眠呼吸障害はアルツハイマー型認知症に関与していることが示唆されています。しかし、疫学研究も含め、睡眠呼吸障害が直接、認知症発症に関与するかどうかは今後の研究が待たれるところです。

第4条：睡眠による休養感は、こころの健康に重要です

　睡眠による休養感はこころの健康に影響します。また、主観的健康感にも関連しています。在宅や施設で療養している高齢者から睡眠による休養感がなく、日中もつらいといった訴えがある場合には食欲不振や意欲の低下などほかの症状も含め、アセスメントし、抑うつ状態の可能性を考慮して、医師に相談しましょう。

第5条：年齢や季節に応じて、ひるまの眠気で眠らない程度の睡眠を

　睡眠時間の長短には個人差があります。また、季節や日中の活動量、気分、情動の影響も受けます。日中の眠気により生活に支障がなければ、その人にとって睡眠の量は足りていると判断できます。

　在宅で療養している高齢者は自分のペースで生活できますが、日中に長い昼寝をしてしまうと、夜間の寝つきに支障を来します。本人の生活スタイルを尊重しつつ、ある程度、規則正しい生活を促しましょう。

第6条：良い睡眠のためには、環境づくりも重要です

　寝室における温度・湿度を適切に保ち、騒音・光などを調整することは、快適な睡眠につながります。

　在宅では温度・湿度を本人の好みに合わせて調整できますが、施設では暑がり・寒がりの人がいたり、空調の設置場所によって温度差があったりし、調整に苦慮します。療養者それぞれが入眠しやすい温度になるよう、かけ布団などで調整するとよいでしょう。また、高齢者は覚醒閾値が低下しているため、同じ深さの睡眠でも若年者に比べて小さな刺激で目が覚めてしまいます。近隣の騒音や、施設では同室者のいびきなどによって容易に眠りが妨げられることに配慮し、環境を整えます。

　在宅ではベッドのある居屋に太陽光が届きにくい場合もあります。1日中暗い室内にいて太陽光に当たる時間が少ないと、体内時計のリズムが乱れ、昼夜逆転しやすくなります。天気のよい日はなるべく散歩したり、日当たりのよい部屋で過ごしたりするとよいでしょう。

第9条：熟年世代は朝晩メリハリ、ひるまに適度な運動で良い睡眠

　日中に身体活動（運動）を取り入れるのは、体内時計のリズムを整える上で効果的です。運動するのが難しければ、トイレに行くときや家事など何かのついでに、少しでも身体を動かす動作を取り入れるとよいでしょう。一人暮らしの高齢者の場合は、

日中に介護サービス等を利用し、他者と会話するだけでも刺激となり、昼と夜のメリハリをつけることにつながります。

　心身が必要とする以上に長い時間、寝床の中で過ごすと、寝つくまでの時間が長くなり、中途覚醒も増加することがわかっています。その結果、熟眠感も損なわれてしまいます。高齢者は睡眠時間が短いにもかかわらず、多くの施設では睡眠時間帯（寝床で過ごす時間）が長い傾向にあります。生理的に必要な睡眠時間を大幅に超えないよう、個人の必要量に合わせた消灯（就床）時刻と起床時刻を設定するのが重要です。熟眠感の改善につながります。

第10条：眠くなってから寝床に入り、起きる時刻は遅らせない

　在宅は集団生活ではないため、睡眠習慣（就寝・起床時刻等）において、他人への気兼ねなく個人の意向が尊重されます。そこは在宅のよさでしょう。一方、多くの施設では消灯時刻が21時前です。加齢とともに徐々に早寝早起き傾向の朝型になりますが、寝つく時刻は季節や日中の活動量、気分、情動によって異なります。また、眠くないのに就床し、床の中で眠れない体験を続けると不眠を助長させることがわかっています。「同室者に迷惑がかかる」と無理に床の中で過ごしている利用者もいます。眠れないときはいったん床から離れ、食堂やロビーなどで過ごせるようにするとよいでしょう。

　ただし、第9条のとおり、体内時計のリズムをリセットするため、朝は一定の時刻に起床し、太陽光を浴びるのが重要です。ここで留意点があります。もともと早起きの高齢者がこのとおり過ごすと、「早起き→早朝に日光を浴びる→体内時計のリズムが朝型化→さらに早寝→さらに早起き」と早寝早起きを加速させるサイクルになってしまいます。「朝の光で体内時計をリセットしよう」とよくいわれますが、早朝覚醒で困っている高齢者の場合は、5、6時に散歩するなど、早朝に日光を浴びるのは避けるべきです。

第11条：いつもと違う睡眠には、要注意

　睡眠中の激しいいびき・無呼吸、手足のぴくつき・むずむず感、歯ぎしりなどの背景には睡眠に関する病気が存在している可能性があります。これらの病気によって本人から眠れないという訴えがある場合に睡眠薬を投与しても効果は得られず、逆に病気を悪化させてしまうかもしれません。

　睡眠中の症状のため、本人は気づいていないことが多く、在宅では同居家族によって、施設ではスタッフや同室者によって発見されます。いつもと違う睡眠を発見した際は、医師に相談する等適切に対応しましょう。

第12条：眠れない、その苦しみをかかえずに、専門家に相談を

　眠れない苦痛は本人にしかわからず、家族など身近な人にもなかなか理解してもらえないことがあります。周囲の理解不足は、本人に孤独感を感じさせ、ますます悩みを深め、不眠が悪化してしまうといった悪循環に陥ります。支援者側が眠れない苦痛を理解するとともに、睡眠障害の治療の必要があるか、医師に相談することも重要です。

［厚生労働省健康局（2014）：健康づくりのための睡眠指針 2014，p.3-15 をもとに改変］

引用文献

1）厚生労働省健康局（2014）：健康づくりのための睡眠指針 2014，p. 3-15. https://www.mhlw.

go.jp/file/06-Seisakujouhou-10900000-Kenkoukyoku/0000047221.pdf

2) Emamian F., Khazaie H., Tahmasian M., et al. (2016) : The Association Between Obstructive Sleep Apnea and Alzheimer's Disease : A Meta-Analysis Perspective, Frontiers in Aging Neuroscience.

3) Bubu O.M., Andrade A.G., Umasabor-Bubu O.Q., et al. (2020) : Obstructive sleep apnea, cognition and Alzheimer's disease : A systematic review integrating three decades of multidisciplinary research, Sleep Medicine Reviews, Vol. 50.

2 認知症高齢者のとらえにくい苦痛を包括的にアセスメントし緩和を図る

高齢者の痛みへのケアは療養生活を左右する

慢性的な疼痛を有する高齢者が表出した痛みのサインを看護職が的確に受け止めるためには、身体的・精神的・社会的側面からその人全体をとらえ、きめ細やかな観察が重要です。特に、認知症高齢者の苦痛はとらえにくいため、微細なサインであっても苦痛の表現ではないかと理解しようとすることから看護は始まります。

高齢者が人生の最期を過ごす場である施設では、ほかの利用者や職員と関係を築きながら家庭的な雰囲気の中で生活しています。認知症高齢者の訴える痛みに対して、看護職が的確なアセスメントを行い、介護職と連携・協働してケアを提供しなければ、その人はその痛みに苦しむだけでなく、ほかの利用者に「認知症で何もわからなくなって痛いと言って騒ぎ、他人の眠りを邪魔する人」と蔑視されることにもつながり、人間としての尊厳が奪われるというさらなる苦痛を抱えるかもしれません。住み慣れた自宅で最期まで過ごすのが難しい高齢者にとって、施設で少しでも自分らしく過ごせるか否かは看護職の看護実践能力にかかっています。そして、高齢者が心身ともに安寧に暮らせるケアの提供は、療養上の世話を行うことを業とする看護職の責務であると考えます。

痛みによる睡眠障害の及ぼす影響と対応

痛みにより眠れない場合は、苦痛の緩和が大前提です。なぜなら、苦痛の緩和が十分図られないと、眠りが妨げられるだけでなく、日中の活動量も低下し、活動と休息のバランスが崩れるからです。その結果、高齢者は心身を消耗し、生活リズムの乱れを引き起こしてしまいます。安楽に眠れないと、人として生きるための活動に支障を及ぼすだけでなく、健康にも大きくかかわります。

就寝時間や起床時間は長年の生活習慣が影響するものであり、自宅であれば自分で決められていた習慣も、病院への入院や施設への入居を機に自分に合った睡眠を調整することができなくなることがしばしばあります。このような状況は、高齢者の生活史や価値観よりも「夜は寝るのが当たり前」「休息をとらないと日中の活動ができなくなる」という援助者側の価値観が優先された状況といえます。加えて、多床室の場合は、1人が起きるとほかの人の睡眠がとれないという環境調整の難しさや、夜間にケアを主体的に担う介護職の負担を考慮し、患者・利用者に寝てもらいたいという病院・施設の考えを中心に、睡眠のケアが行われていることが少なくないと日々感じております。

高齢者の睡眠障害は、個別の要因と環境の要因が複合的に絡み合っているため、両方の要因を検討し対応していく必要があります。また、夜間の状況だけでなく、日中の状況にも目を向け、認知症が進行した病期であっても、本人の興味や関心、これまで生きてきた生活史を基盤とし、その人のもつ強みを活かした活動を提供することが重要です。それにより、尊厳が護られ、生きがいのある生活の営みにつながると考えます。

　ここでは、特別養護老人ホーム（以下：特養）で暮らす慢性疼痛を有するレビー小体型認知症の高齢者の事例を紹介します。看護職は、認知症高齢者のとらえにくい苦痛を包括的にアセスメントし、緩和を図った上で、長年にわたる生活史を基盤とし日々の休息のニーズに応じて生活リズムを整え、眠ることを支える看護を実践しました。

　本事例を通して、生活の場において高齢者の睡眠をどう支えるか一緒に考えたいと思います。

1　事例概要

1）夜間に痛みを訴えるＢさん

　Ｂさん（88歳・女性）は、要介護４で半年前から特養に入居しています。３年前に腰椎を圧迫骨折してからは、移動に車いすを利用し、トイレ・入浴の介助を必要としています。中等度のレビー小体型認知症のため、時折、不安そうな表情で「あそこに女の子がいる」「怖い人が来る」と幻視を訴えることがあります。体調による変動はあるものの、意思疎通は図ることができます。

　１カ月ほど前から、睡眠障害により昼夜逆転傾向が強くなり、日中の活動性が低下し、「やることがなくて死にたいよ」と話したり、椅子に座ったままうたた寝したりする姿がしばしば見られるようになりました。就寝するときに痛みを訴える場合、鎮痛薬を１錠内服しています。夜間はセンサーマットを使用していますが、アラームで目を覚ました後は再入眠ができないことが多く、「動くと音が鳴ってうるさい」とナースコールで職員を呼ぶ回数も増えています。夜間の覚醒時には腰部の痛みも訴え、鎮痛薬を塗布し対応しています。最近午前３時頃の巡回時にも覚醒していることが多くなり、介護職から「痛み止めを飲んでも、効いている様子がなく眠れていないようです。眠れなかった翌日は、午前中は寝ていて、起きてもぼうっと過ごしていて心配です」と看護職に報告がありました。

2）日中の様子

Bさんは、夫を早くに亡くした後、布団店を開いて、早朝から深夜まで寝る間も惜しんで働き、「働くことは生きること」を信条とした生活を長年送っていました。布団づくりに関しては、当時、労働大臣に表彰を受けたほどの技能をもち、「住んでいた地域の嫁入り布団はすべてうちの店に注文されるほどだった」と誇らしそうに話すことがあります。

Bさんは、日中は痛みを訴えることは少ないものの、デイルームの椅子に座って、新聞の広告でごみ入れをつくる以外は特にすることがなく、夜に十分眠れていないためウトウトしていました。若い頃から日付が変わるまで働いていたBさんからは、下肢の動きが不自由となり介護が必要となった今でも「手を動かす仕事はしたい」「世話をされるのは皆に迷惑をかけて申し訳ない」という発言が聞かれ、気遣いの中で生活をしていることがうかがえます。ほかの利用者からは、時々出現するBさんの幻視の症状に対する言動をいぶかしがられていたため、交流はありません。

看護職がBさんに話を聴いたところ、「足や腰が痛むのがしんどい」「痛いと言ってもわかってもらえない」「みんなから馬鹿にされている気がする」などとポツリポツリ話し始めました。

2 アセスメント

Bさんには、慢性的な疼痛の症状があるため、観察（言語的・非言語的表現、部位、痛みが表出される時間、患部の筋緊張の程度、体位による影響、薬効、精神的な状態、幻視や認知症の症状による苦痛、特養で最期を過ごすことを納得しきれていない苦悩、スピリチュアルペイン、日中の活動等）し包括的なアセスメントをした上で、苦痛の緩和を図る支援が必要と考えました。

また、幻視による不安、認知機能の低下による生活への支障を最小限にし、生活史（長年働いてきたこと、夜遅く就寝し早朝に起きる生活習慣等）や価値観を基盤とした生活リズムを整え、特養で安寧に過ごせる支援が必要と考えました。

3 目 標

アセスメントから目標を下記2点としました。
①慢性疼痛や認知機能の低下による苦痛が緩和し、幻視による不安が軽減され、安楽で安寧に過ごすことができる

②生活史や価値観を踏まえた上で、活動と休息のバランスがとれた心地よい生活を送ることができる

4 支援方法

1) 痛みのサインを的確にとらえ、緩和を図る

　Bさんは認知機能が低下し、言葉で痛みを十分に表出できず、とらえにくい状況を踏まえ、痛みがあるときのBさん特有のサイン（ぼうっと放心状態になる等）を把握し、訴えがなくても痛みについてアセスメントするようにしました。痛みのアセスメントは、「どのようなときに出現するのか」「持続時間はどのくらいか」「程度はどのくらいか」「原因となるものは何か」「これまでの痛みへの対処はどのように行われてきたか」などについて、身体的・精神的・社会的な側面から包括的に行いました。幻視に対しては、どのようなときに出現するのかを観察し、出現した際は、照明を明るくする、現実見当識を高める声かけをする、視覚認知機能を補助するようにしました。

　Bさんにとって、腰痛などの身体的痛みだけではなく、予期していなかった特養への入居、自宅には戻れない寂しさ、今後の人生への不安も苦痛となっていることを想像し、このような全人的な苦悩を理解し、職員との会話の中で表出されたときには傾聴し、共感するようにしました。また、タッチングやマッサージ、足浴などのケアを行い、Bさんが心地よさを感じられるようにしました。

　痛みの訴えがあってから対応するのではなく、痛みが表出しないよう予防的にかかわることとしました。特に、夜間は介護職が対応することになるため、日中から前述のような非薬物療法を行い、それでも痛みのサインが見られるときは早めに薬物療法を導入し、除痛を図りました。薬物療法を行った際は、薬の効果や副作用を慎重に評価しました。

2) 生活リズムを整え、特養でBさんらしく自尊心を保ち生活できるよう支援

　Bさんは、痛みにより十分な睡眠がとれず、日中の活動量も低下し、生活リズムの調整が必要な状態にあることを理解した上で、特養でBさんらしく生活できるように支援することとしました。

　Bさんの生活リズムを整えるため、24時間の過ごし方や、不眠の根本的な原因、睡眠の質・量などの情報を収集してアセスメントし、整える必要がある生活リズムを把握しました。また、看護職は眠ることへの援助のあり方やこれ

までの病院・施設の睡眠を管理する援助方法（消灯・起床時間を決めている等）に対する価値観を見直しました。Bさんの意思・意向やこれまでの生活を踏まえ、就寝時間を21時から23時に変更し、スムーズに入眠できるようにしました。それに伴い、排泄の援助は覚醒時に行い、おむつの不快感による中途覚醒が減るよう、おむつは吸収量の多いものに変更しました。

　Bさんは、優れた技能をもち、地域の人から頼りにされてきた生活が長かったため、特養での何もかも世話になる生活になじめず、自尊心の低下につながっている図りしれない苦悩を理解するようにしました。そこで、Bさんの「手を動かす仕事はしたい」という思いを尊重し、ものづくりのアクティビティケアを実施して、Bさんの関心や体調に応じて参加を促しました。日中の活動性を高め、昼夜のメリハリをつけるとともに、ほかの利用者と交流を図り、Bさんの居室があるユニットはもちろん、特養での生活になじめるようにしました。

5 支援の結果

　徐々にではあるものの、Bさんの痛みが出現するパターンやサインがわかってきたため、痛みが頂点に達する前に鎮痛剤の服用を促すようにしたところ、痛みの訴えはほとんどなくなってきました。Bさんのペースで就寝を促すようにしたことで、夜間の中途覚醒の回数や覚醒時の痛みの訴えだけでなく、日中の幻視の出現も減りました。

　ものづくりのアクティビティケアに参加するようになってからは、「何もできない」「役に立たない。あとは死ぬだけ」といった悲観的な発言もなくなりました。特に、手芸のアクティビティケアでは生き生きとしており、ほかの利用者とも言葉を交わしながら、作業に集中する様子が見られました。Bさんは、仕上げた作品を自室やユニットの共有リビングに飾り、嬉しそうに眺めていました。この姿を見た介護職は、「夜は眠ってもらおうとばかり考えていたけれど、遅い時間まで起きていても、痛みがなく、日中にほかの利用者と好きなことをして楽しく過ごせていたらよいのですよね」と看護職に話しました。

6 この事例を通して伝えたかったこと

　高齢者の痛みの表現の仕方はさまざまであり、特に認知症の人の痛みを理解するのは容易ではありません。しかし、個々の表出する微細なサインをとらえ、あらゆる生活機能に伴い生じる痛みに関する情報を収集して包括的にアセスメントし、援助することは、痛みの緩和に留まらず、その人の生活の質向上に影

響すると考えます。

　Bさんは夜間のレム睡眠行動障害から生活リズムの変調をきたし、日中もぼんやりと過ごしていました。日中の過ごし方や就寝時間はBさんのこれまでの生き方を反映したものとはいえず、同じユニットで暮らす利用者から見たBさんの評価を下げ、社会的な交流も阻んでいました。それによって、Bさんは自尊心が傷つき、生きる意欲を失いかけていたようにも見えました。改めてBさんの長年の暮らしを確認することで、家族のために自分のことは後回しにし、何時間も正座で布団を作り続け家業を支えてきた辛抱強い性格や生活史と、特養での生活には違いがあり、苦痛に影響していることが浮き彫りになってきました。

　苦痛の緩和によって適切な睡眠がとれ、日中の活動性が高まると、生き生きとアクティビティケアに参加し、同じユニットの利用者と交流する姿が見られるようになりました。したがって、Bさんへの苦痛緩和は、生きることを支えることにつながる援助であると再認識しました。

　また、夜に眠ることへのこだわりは、治療を優先する病院の睡眠管理に基づく価値観であり、介護施設等でいかにその人に合った自由な睡眠をとってもらえるかは、新たな価値観・ケアの創造が必要だと考えます。高齢者の痛みを緩和する看護において、個別性を踏まえた包括的なアセスメント・ケアを行い、QOLの維持・向上を図ることは基本であり、その意義を再考する機会になりました。

7 　解　説

1）疼痛緩和に役立つ知識

（1）痛みの定義

　2010（平成22）年、国際疼痛学会（IASP）は、「痛みのマネジメントを受けるのは基本的人権である」[1] ことをモントリオール宣言として提唱しました。さらに、1979（昭和54）年に作成され、これまで用いられてきた痛みの定義が、2020（令和2）年に改訂されました（表Ⅲ-2-1）[2]。この改訂の背景には、科学分野を含めて広い意味での痛みの理解の進歩が進み、定義自体の再評価・改定の必要性が指摘されたことがあります。

　旧定義で特に問題となったのは、多様な心と身体の相互作用について重んじていないこと、倫理的な面から痛みを表現できない新生児や高齢者、ヒト以外の生物などの問題が無視されていることでした。そこで、哲学者などの意見も取り入れ、専門家による検討を経て、新定義が確定しました。なお、神経障害

表Ⅲ-2-1　痛みの定義　2020　日本語訳（日本疼痛学会 2020.7.25）

「実際の組織損傷もしくは組織損傷が起こりうる状態に付随する、あるいはそれに似た、感覚かつ情動の不快な体験」 付記 ・痛みは常に個人的な経験であり、生物学的、心理的、社会的要因によって様々な程度で影響を受けます。 ・痛みと侵害受容は異なる現象です。感覚ニューロンの活動だけから痛みの存在を推測することはできません。 ・個人は人生での経験を通じて、痛みの概念を学びます。 ・痛みを経験しているという人の訴えは重んじられるべきです。 ・痛みは、通常、適応的な役割を果たしますが、その一方で、身体機能や社会的および心理的な健康に悪影響を及ぼすこともあります。 ・言葉による表出は、痛みを表すいくつかの行動の1つにすぎません。コミュニケーションが不可能であることは、ヒトあるいはヒト以外の動物が痛みを経験している可能性を否定するものではありません。

[日本疼痛学会：改訂版「痛みの定義：IASP」の意義とその日本語訳について．http://plaza.umin.ac.jp/~jaspain/pdf/notice_20200818.pdf]

性疼痛や Nociplastic Pain（侵害受容性疼痛、神経障害性疼痛に続き、痛みの機構的記述に関する第3の分類となる新語）などの概念も包括すること、わかりやすい言葉であることなども重視されました。

（2）緩和ケア

2002（平成14）年に WHO（世界保健機関）は、緩和ケアの定義について、「緩和ケアとは、生命を脅かす疾患による問題に直面している患者とその家族に対して、痛みやその他の身体的問題・心理社会的問題・スピリチュアルな問題を早期に発見し、的確なアセスメントと対処（治療・処置）を行うことによって、苦しみを予防し、和らげることで、クオリティ・オブ・ライフ（QOL：生活の質）を改善するアプローチである」[3] と述べています。

2）高齢者の痛みの現れ方・訴え方

認知機能が低下した高齢者だけでなく、高齢者は一般的に、「昨日から、お腹がチクチクした感じがあって朝まで眠れなかった」といったように具体的に「痛い」と訴えない場合が多いことも念頭においたうえで、痛みのアセスメントは丁寧に行う必要があります。また、痛みはあるものと想像してかかわることも重要です。

2002年に米国の老年医学会が示した「高齢者における持続性の痛みに対する治療ガイドライン」では、高齢者の痛みを示す行動として、「唸る、叫ぶ、

助けを呼ぶ、うめく」などの"言語化"、「しかめっ面をする、眉を寄せる、額にしわを寄せる、その他歪んだ表情をする」などの"顔による表現"、「固く緊張した姿勢や防御姿勢、体を揺する、そわそわする、行ったり来たりする、痛い部分をさする」などの"身体の動き"、「攻撃的・闘争的な振る舞い、介護への抵抗、混乱を起こすあるいは引きこもる」などの"人間関係における相互作用の変化"、「泣く、混乱する、怒りっぽくなる、あるいは悲嘆する」などの"精神的な状態の変化"を挙げています[4]。

3) 高齢者の生活史を理解する意義

生活史とは、高齢者一人ひとりのこれまで生きてきた歴史です[5]。その人を理解するためには、生活史を通して現在の姿をとらえなければなりません。

どのように生まれ育ってきたのか、現在の信念や生活態度、生活習慣がどのように形づくられてきたのか、高齢者自身や家族、高齢者をよく知る者から話を十分に聞きましょう。高齢者を知る者が少ない場合は限られた情報を手がかりにします。高齢者が生きてきた時代は、援助者にとって未知であることが多いです。時代背景もよく調べ、高齢者の生きてきた時の長さを推し量り、自分なりにその人の生活史をとらえようと努めるのが看護の基盤となります。

4) 生活史を踏まえた高齢者への支援について

高齢者の考え方や価値観、行動の選択、物事への理解、人との関係づくりには生活史の影響が大きく、看護職が、高齢者の生活史を知ることは、看護を提供するために欠かせません。

高齢者へのケアを行う上で、長い人生で形成されたその人の価値観を理解するのは特に重要であり、手塚はケア提供者から見たエンド・オブ・ライフに対する高齢者の価値観を、「他者から尊重される多様で個別性のある長い人生経験により形成された物事の考え方であり、その人なりの暮らし方に現れ、残された時間を意識し揺れ動き変化しながら、その人が望む最期を選択する決定要因」[6]と定義しています。また、特養で暮らす重度認知症高齢者のエンド・オブ・ライフに対する価値観の表出を促す看護援助として、「意思を伝える力を発揮できる環境を整える」「今の姿につながる埋もれがちな生き方に厚い関心を寄せる」「今そのときを安心して過ごせる基盤となるものを言動からとらえる」「望む最期を見据えた対話を繰り返し高齢者の一生を紡ぐ」「人生を共に歩んできた高齢者と家族の思いを共有し絆を深める」ことを示しています[7]。

引用文献

1) IASP : DECLARATION OF MONTREAL. https://www.iasp-pain.org/advocacy/iasp-statements/access-to-pain-management-declaration-of-montreal/

2) 日本疼痛学会：改訂版「痛みの定義：IASP」の意義とその日本語訳について．http://plaza.umin.ac.jp/~jaspain/pdf/notice_20200818.pdf

3) 特定非営利活動法人 日本ホスピス緩和ケア協会ホームページ：ホスピス緩和ケアの歴史と定義，WHO（世界保健機関）の緩和ケアの定義（2002年）．https://www.hpcj.prg/what/definition.html

4) イボンヌ・ダーシィ（2009）／波多野敬，熊谷幸治郎監訳，山口佳子訳（2013）：高齢者の痛みケア，名古屋大学出版会，p. 29.

5) 太田喜久子編著（2017）：老年看護学 第2版 高齢者の健康生活を支える看護，医歯薬出版株式会社，p .29.

6) 手塚桃子，坪井桂子（2020）：ケア提供者からみたエンド・オブ・ライフに対する高齢者の価値観の概念分析，日本看護科学会誌，Vol. 40，495-501.

7) 手塚桃子，坪井桂子（2022），特別養護老人ホームに暮らす重度認知症高齢者のエンド・オブ・ライフに対する価値観の表出を促す看護援助，日本老年看護学会誌，Vol. 23，No. 2，p. 44-53.

参考文献

・田中和奈，百瀬由美子（2012）：介護老人保健施設入所者の疼痛に対する看護職の評価法の実態調査，日本老年医学会雑誌，Vol. 49，p. 99-106.

・森脇克行，大下恭子，堤保夫（2021）：ICD-11時代のペインクリニック 国際疼痛学会（IASP）慢性疼痛分類に学ぶ，日本ペインクリニック学会誌，Vol. 28，No. 6，p. 91-99，https://www.jstage.jst.go.jp/article/jjspc/28/6/28_21-0006/_html/-char/ja

NOTE

疼痛をめぐる本人と家族との認識の違い

　認知症の人と家族介護者の生活上の困難さについて調べた研究[1]では、両者の間に認識が一致しない状況が多く見られました。特に、疼痛については、認知症の人の生活上の困難さととらえる家族介護者はおらず、積極的に疼痛の治療を行っている事例もほとんどありませんでした。また、疼痛を生活上の困難さと認識することと睡眠障害の出現との間に有意な関係があることも報告されました。さらに、腰痛・膝痛の対応として、鎮痛薬を使用している認知症の人は約1割に過ぎず、約6割は鎮痛薬を使用していませんでした。痛みを訴えたときのみ外用鎮痛薬を時々使用している認知症の人は約2割で、家族介護者が積極的に使用している例がないことも示されました。

　この報告から、認知症の人の痛みの把握は容易ではないこと、介護をする人ととの認識に差異があることがわかります。それを踏まえ、認知症の人への痛みのケアでは、よく観察し、できるだけ痛みを訴える前に対応する必要があるといえます。睡眠障害との関係も

示唆されている通り、疼痛のコントロールは睡眠の援助に不可欠であることもあらためて留意したいと考えます。

引用文献

1）宮村季浩（2016）：認知症の人の生活上の困難さについての認知症の人と家族介護者の認識の違い，日本公衆衛生雑誌，Vol. 63, No. 4, p. 202-208.

口渇・頻尿に伴う入眠困難をきたす患者の水分補給を援助する

夜間に水分を補給するということ

本稿では、夜間における水分補給の援助について考えます。われわれの誰しもが夜間に「喉が渇いたな」と目を覚まし、キッチンまで足を運んだ経験があるでしょう。口渇に対して喉を潤し、必要な水分を補給することは生理的欲求を満たすだけでなく、身体的にも心理的にも安らぎを得るために重要な行為です。夜間の水分補給は、中途覚醒の後、ぼんやりとした意識の中で飲料を求めて歩行し、飲水を経て寝床に戻るという一連の動作によって構成されます。病院や施設に入院・入居している人にとっては、日中の水分補給と異なり、夜間は支援を求めにくいのに加え、覚醒状態が不十分であるため転倒転落や誤嚥のリスクが高くなります。そのため、自分で飲水するのが難しい人への水分補給の援助は夜間も欠かせません。

しかし、自ら飲水できない人への夜間の水分補給の援助は、ナースコールで看護師・介護職の呼び出しがある、または看護師・介護職の訪室時に覚醒し口渇の訴えが伝わった場合にのみ行われていることがほとんどです。夜間の排泄の介助は重視される一方で、水分補給の援助は十分かどうか振り返りが必要な事例が多々あります。

夜間の水分補給の多面性

高齢者は、夜間にトイレへ行くことに抵抗を感じ、入眠前の飲水を控えがちです。その結果、脱水や尿路感染症につながる事例にたびたび遭遇します。また、心不全を有する高齢者では、利尿薬の使用により、夜間に尿意を催し頻回に目が覚めてしまう、厳しい水分制限のために口渇が生じて入眠困難になってしまう事例などもあります。

このように飲水不足の場合もあれば、逆に飲水過多の場合に支障をきたすこともあるため、個別に睡眠・誤嚥・転倒・転落・水分出納（排泄ケアを含む）を考慮したアプローチが求められます（図Ⅲ-3-1）。

1 事例概要

脳梗塞後で高次脳機能障害を有するＣさん・60代男性（認知症高齢者の日常生活自立度Ⅱb/障害高齢者の日常生活自立度B2）の事例を通してどのような支援が可能か考えていきましょう。

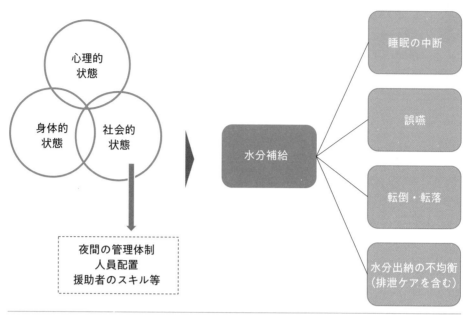

図Ⅲ-3-1　夜間における水分補給の援助（飲水援助）の先行要件と帰結

　Cさんは、脳梗塞で入院中です。高次脳機能障害による失語・注意障害・遂行機能障害は顕著でないものの、左側の半側空間無視や、いつ飲水したか忘れる記憶障害、急に怒りをあらわにしたり泣いたりするなど感情失禁（社会的行動障害）が明確でした。また、口渇を訴えられず、機能的自立度評価表（Functional Independence Measure：FIM）の点数も低いため、水分補給はナースコールがあった際に確認し援助していましたが、夜間はスタッフの人数が少ない上にほかの患者の対応もあり、Cさんからナースコールがあるたびに飲水希望の確認・対応はできていませんでした。

　Cさんは嚥下機能の低下がみられるため、とろみのついたお茶を、介護職が朝・昼・夕の1日3回、愛用している500mlの水筒に入れ提供していました。介護職からは「さっきCさんにお茶を持って行ったばかりなのに、もうなくなっている」という声がよく聞かれました。Cさんは、水筒に入ったお茶を一度に多量に飲み、1日の飲水量は3Lを超える日もありました。しかし、看護師や介護職からは、「なかなか水分摂取をしてくれない人が多い中で、自分でしっかり水分補給をしているのはよいこと。誤嚥リスクが高い人に水分摂取の介助を行うのは大変だから」といった思いが聞かれることもありました。水分摂取を拒否し、摂取量が過小な場合の水分摂取の介助では、誤嚥のリスクを考慮し、ティースプーンで1杯ずつ水分を口元に運ばなければならないなど、心理的および時間的余裕を要し、悪戦苦闘しながら行っているためです。

　夜になると、Cさんは遅くまでテレビを観ていました。それによりなかな

か入眠できないのに加え、飲水量と配茶の機会が減ることによる口渇や頻尿で何回も目を覚まし、ナースコールでの呼び出しが多々ありました。これに対して看護師は、「その都度、Cさんの訴えを聴いているのに、なんでこんなに頻回にナースコールがあるのだろうか。夜間はスタッフ数も少ないから大変」「1人でお茶を飲んでいるけれど、むせはないだろうか。確認したいけれど、ずっと付き添ってもいられない」と感じていました。また、尿失禁によりシーツを汚染することがたびたびあり、夜間の介護負担は重いものでした。看護師は「お茶をたくさん飲むから頻尿や尿失禁があり、眠れないという悪循環が続いている。どうにかしてこの現状を改善できないだろうか」と頭を抱えていました。Cさんは、テレビの視聴による入眠困難や口渇・頻尿に伴う中途覚醒から起床時刻が遅くなる状態が続いていました。

2 アセスメント

　水分補給の援助を考える際は、単に水分出納だけではなく、睡眠・誤嚥・転倒・転落・排泄の視点も加え、ホリスティックなアセスメントとケアの展開が必要です。具体的には、睡眠・睡眠薬の使用の状況や、排泄時刻・排泄ケア（衛生材料や尿器の種類、おむつ交換の時間など）、転倒・転落につながるような歩容（移動能力）・生活環境、水分補給に対する価値観、嚥下機能をアセスメントします。

　Cさんの場合、睡眠状況については、テレビの視聴に伴う入眠困難がある上、口渇や尿失禁に伴う不快感から中途覚醒が生じていました。しかし、転倒・転落のリスクを考慮して睡眠薬は使用していませんでした。排泄時刻は、看護師が訪室したときには尿失禁しているときがあり、把握できていませんでした。また、尿意はあいまいで、ADL（Activities of Daily Living：日常生活動作）も車いすを利用し全介助であったため、本人・家族と相談して、夜間はテープ式おむつを使用していました。ベッド周囲の環境は、テーブルをベッド横の手の届く位置に設置し、水筒と時間がわかるように時計も置き、夜間は間接照明で照らしていました。

　水分補給に対する価値観については、「どんなときに水分を摂りたいか、摂りたくないか」「どのような飲み物が好きか」などを尋ねると、「一気にたくさんの量を飲みたい」「○○社のお茶やスポーツ飲料が好き」ということでした。嚥下機能は、嚥下造影検査（VF：swallowing videofluorography）の結果、嚥下障害が認められ、お茶には薄いとろみをつけて提供していました。

3　目　標

　　看護師・介護職・医師・理学療法士・作業療法士・言語聴覚士・薬剤師・栄養士・医療ソーシャルワーカーでカンファレンスを行い、下記3つの目標を立案しました。
①夜間もむせることなく自身の摂りたいタイミングで水分補給ができる
②残存機能を活かしたセルフケアによる排泄行動をとり、尿失禁を減らす
③嗜好に合った飲料の補給により、口渇に伴う不快感なく入眠できる

4　支援方法

　　Cさんの嚥下機能を考慮し、飲料のとろみづけは継続するとともに、一気に飲料が口腔内に侵入しないよう、水筒ではなくストロー付きのボトル（500 ml）に変更しました。ボトルが空になった際はすぐに補充し、空の状態が続かないよう注意することにしましたが、補充量は満杯ではなく3分の2程度と少なくし、Cさんが一気に飲まないように気をつけました。また、これまではお茶のみでしたが、本人の嗜好に基づき、とろみをつけたスポーツ飲料も提供することにしました。

　　テーブルは、左側の半側空間無視を踏まえ、ベッドの右側に寄せて設置しました。そこに、これまで同様ボトルと時計を置き、夜間は時刻がわかるようテーブルを間接照明で照らしました。さらに、臥位のまま飲水しないよう、リクライニングベッドのリモコンを手の届く所に配置し、飲水する際は自分でセミファーラー位に調整できるようにしました。

　　Cさんが在宅に帰った際、夜間の頻回なおむつ交換は家族の大きな介護負担となることも気がかりでした。そこで、Cさんは健側の上肢の可動性および巧緻性が保たれ、ズボンの上げ下げが可能であったため、家族に緩めのウエストゴムのズボンを用意してもらい、テープ式おむつをリハビリパンツに変更し、Cさん自らおむつを脱いだりはいたりするよう促しました。また、蓄尿が可能な安楽尿器も使用し、おむつが濡れる不快感やおむつ交換の頻度を軽減しました。定時に自分で尿器をあてられるよう、作業療法士・理学療法士と訓練を重ねました。

5　支援の結果

　　Cさんには「一気にたくさんの量を飲みたい」というニーズがあるため、は

じめは「なんでこれだけしかお茶が入っていないのか！」と言い、いら立ちがみられました。しかし、徐々に1回に提供される量を受容し、ストローや飲水する際の姿勢にも慣れていきました。また、Cさんの嗜好に合わせてお茶だけでなくスポーツ飲料も提供するようにしたことで飽きずに飲水でき、飲水量も安定し、夜間の口渇はみられなくなりました。

　尿器の使用については、最初は失敗することがあり、自分で操作することに対する受容に時間を要しましたが、練習し慣れてくると無理なく使えるようになりました。尿失禁も減り、不快感がなくなるとともに夜間の中途覚醒が少なくなりました。また、スムーズに眠れるようになったからか夜遅くまでテレビを観なくなったため、起床時刻も早くなりました。日中はCさんに笑顔が増えました。

6 この事例を通して伝えたかったこと

　「自ら飲水できない」「飲水しようとしない」といった患者・利用者に対する夜間の水分補給の援助（飲水援助）は、看護師・介護職の飲水に関する知識や援助技術の力量にかかっています。とりわけ夜間は、看護師・介護職の人数が減り、口渇に気づけない・水分補給を援助する人がいないといった状況に陥ることがあります。これは「社会的脱水（social dehydration）」という新たな課題を示唆しているといえるでしょう。

　また、飲水を楽しむという心理的な側面も忘れてはいけません。ある90代の患者は、お茶よりもコーラやカフェオレを好み、飲料をその人の嗜好に合わせて変更したことで水分補給がスムーズにいった事例があります。嚥下機能が低下している場合は、とろみをつけたときの風味も踏まえ、個別性のある飲料の種類・水分補給の方法を選択・工夫していくことが求められます。

7 解　説

1) 夜間における水分補給の援助のポイント

　口渇が強く多飲状態にある人、水分摂取に介助を必要とする人、嚥下機能が低下し飲水時にむせやすい人への水分補給の援助は難しく、飲水量が過大または過小になる傾向があります。また、介助者側のペースで水分摂取を進めている、機械的に飲料を飲み込ませる介助をしているといった状況が指摘されています[1]。「水分摂取は必要なのになぜ飲んでくれないのと思うけれど、これは自分本位の考え方。相手（患者・利用者）の気持ちも考えないと」と悩んでい

たり、患者・利用者から「飲め！　飲め！　とこんなに飲まされるのは拷問だよ」と言われたり、水分補給とケアの狭間で倫理的葛藤に直面している看護師や介護職は多いでしょう。これらの課題に対応していくには、前述のとおり個別に睡眠・誤嚥・転倒転落・水分出納（排泄ケアを含む）をアセスメントし、看護師・介護職・栄養士・理学療法士・作業療法士・言語聴覚士・薬剤師・医師による多職種協働でのアプローチが重要です。

　とりわけ、介護職は、誤嚥や窒息を起こすのではないかという不安やストレスを抱えながら食事・飲水の介助を行っています。看護師の人員配置が少なくなる夜間や、医療機関に比べてもともと看護師の配置人数が少ない施設では、より不安やストレスが大きくなるでしょう。そのような中で、安全に水分補給を援助していくには、摂食・嚥下が困難でむせやすい人、認知症の症状等で自発性が低下している人への安全な水分摂取の方法や、倫理的に望ましい水分摂取の促し方についてまとめた実践マニュアル等を策定し[2]、看護師・介護職がともに積極的に学び、その人に合ったケア方法を模索していく必要があります[1-3]。

　これらの取り組みにより、脱水や肺炎による死亡リスクの低減に貢献できる予防的アプローチを展開することが可能になります[4)5]。

　また、患者・利用者にとっては単に水分補給するのではなく、どのように水分補給するかも重要です[6]。ティータイムのように、友人やスタッフなどと会話を楽しみながら、またとろみがついていてもおいしく飲めることを大事にし、飲水が苦にならないような工夫が欠かせません。

2）夜間における排泄ケアのポイント

　水分補給の援助では、多くの患者・利用者が「お茶を飲むと夜にトイレへ行かないといけないから……」と話すように、非効果的な水分補給（入眠直前の摂取や摂取過多等）による夜間頻尿や多尿によって睡眠障害を引き起こす可能性を念頭においた排泄ケアの検討も必要です[7]。夜間の排泄ケアは、病院・施設にかかわらず看護師・介護職の負担が大きいものです[8]。

　夜間の排泄ケアで、鍵となるのはおむつの素材・種類、尿器の種類の選択や、おむつ交換・トイレ誘導のタイミングです。尿器を使用する際、事例のように脳梗塞後の高次機能障害を有する人の場合は、失認・失行が日常生活でどのように現れているか、出現パターンをアセスメントし、それに合わせて種類や配置位置などを選択します。

　夜間のおむつ交換は睡眠を優先し、交換回数を減らすほうがよいとする介助者が多い傾向にあります[9]。しかし、定時の排泄介助が必ずしも要介護高齢

の睡眠の質を低下させるとはいえないことが明らかになっています[10]。「ソワソワしている」「ズボンを触る」等の尿意のサインをよく観察することで、患者・利用者の睡眠を妨げない排泄ケアは可能です。個々の睡眠パターンや質を理解し、夜間の排泄介助の回数やタイミングを決めましょう。

引用文献

1) 梶井文子（2012）：介護保険施設の看護職・介護職・管理栄養士における要介護高齢者の脱水予防のための水分摂取に関する支援方法の課題，老年看護学，Vol.17，No. 1，p. 55-65.

2) Bunn D., Hooper L., Welch A.（2018）：Dehydration and Malnutrition in Residential Care：Recommendations for Strategies for Improving Practice Derived from a Scoping Review of Existing Policies and Guidelines, Geriatrics, Vol. 3, No. 4, p. 77.

3) Cook G, Hodgson P., Hope C., et al.（2019）：Hydration practices in residential and nursing care homes for older people, J Clin Nurs, Vol. 28, No. 7-8, p. 1205-1215.

4) Hooper L., Abdelhamid A., Ajabnoor S.M., et al.（2022）：Effects of fluid and drinking on pneumonia mortality in older adults：A systematic review and meta-analysis, Clinical Nutrition ESPEN, Vol. 47, p. 96-105.

5) Bunn D., Jimoh F., Wilsher S.H., et al.（2015）：Increasing fluid intake and reducing dehydration risk in older people living in long-term care：A systematic review, Journal of the American Medical Directors Association, Vol. 16, No. 2, p. 101-113.

6) Jimoh O., Brown T., Bunn D., et al.（2019）：Beverage Intake and Drinking Patterns —Clues to Support Older People Living in Long-Term Care to Drink Well：DRIE and FISE Studies, Nutrients, Vol. 11, No. 2, p. 447.

7) Papworth E., Dawson S., Henderson E.J., et al.（2022）：Association of Sleep Disorders with Nocturia：A Systematic Review and Nominal Group Technique Consensus on Primary Care Assessment and Treatment, European Urology Focus, Vol. 8, No. 1, p. 42-51.

8) 宮本まゆみ，原美和，庄司潮香，ほか（2016）：認知症専門病棟看護職・介護職者の夜間における転倒と排泄ケアに関する業務負担感，島根大学医学部紀要，Vol. 38，p. 11-17.

9) 梅﨑かおり，堀内ふき，浅野祐子（2015）：介護老人保健施設で働く看護職・介護職の認知症高齢者の尿意の判断とおむつ使用に対する意識調査，佐久大学看護研究雑誌，Vol. 7，No. 1，p. 35-43.

10) 笠井恭子，小林宏光，川島和代（2017）：特別養護老人ホーム入居者の夜間の排泄ケアと睡眠状態との関連，老年看護学，Vol. 21，No. 2，p. 51-58.

NOTE

1. 睡眠を妨げない飲料の選択

　眠れない夜に温かいお茶を飲んでほっとしながら時間を過ごしていると眠れたという経験はありませんか。入眠困難や中途覚醒などがある患者・利用者へは、夜間の水分補給に適した飲料を選択することが大切です。厚生労働省が提示している「健康づくりのための

睡眠指針 2014　〜睡眠 12 箇条〜」のうち、飲料に関する指針を表III-3-1 で紹介します。

表III-3-1　「健康づくりのための睡眠指針 2014　〜睡眠 12 箇条〜」第 2 条の抜粋（一部改変）

第 2 条　適度な運動、しっかり朝食、ねむりとめざめのメリハリを。
定期的な運動や規則正しい食生活は良い睡眠をもたらす
朝食はからだとこころのめざめに重要
睡眠薬代わりの寝酒は睡眠を悪くする
就寝前の喫煙やカフェイン摂取を避ける
就寝前 3〜7 時間以内のカフェイン摂取は、入眠を妨げたり、睡眠を浅くする可能性があるため、控えたほうがよいでしょう。これは、主にカフェインの覚醒作用によるものです。カフェインの代謝には極めて大きな個人差があります。また、カフェインには利尿作用もあり、夜中に尿意で目が覚める原因にもなります。カフェインは、コーヒー、緑茶、紅茶、ココア、栄養・健康ドリンク剤などに多く含まれています。なお、茶類のカフェインは茶葉に含まれます。茶葉を使用していない麦茶、そば茶、黒豆茶、とうもろこし茶、その他ハーブティーなどにはカフェインは含まれません。

[厚生労働省（2014）：健康づくりのための睡眠指針 2014．より一部改変
https://www.mhlw.go.jp/file/06-Seisakujouhou-10900000-Kenkoukyoku/0000047221.pdf]

2. 適切なとろみづけ

　とろみの濃度が不適切であると、誤嚥のリスクに影響を与えるだけでなく、ダマができたり風味が変化したりし、水分補給の意欲を低下させてしまうことがあります。飲料に応じて適切なとろみづけを行いましょう。

　日本摂食嚥下リハビリテーション学会は、「日本摂食嚥下リハビリテーション学会嚥下調整食分類 2021」の中で、病院・施設・在宅医療および福祉関係者が共通して使用できることを目的に、とろみについて 3 段階に分類した「学会分類 2021（とろみ）早見表」を提示しています（表III-3-2）。とろみについては性状の説明のほかに、粘度と LST 値も示しています。

表III-3-2　**学会分類 2021（とろみ）早見表**

	段階1 薄いとろみ【III-3項】	段階2 中間のとろみ【III-2項】	段階3 濃いとろみ【III-4項】
英語表記	Mildly thick	Moderately thick	Extremely thick
性状の説明（飲んだとき）	「drink」するという表現が適切なとろみの程度口に入れると口腔内に広がる液体の種類・味や温度によっては、とろみが付いていることがあまり気にならない場合もある飲み込む際に大きな力を要しないストローで容易に吸うことができる	明らかにとろみがあることを感じ、かつ「drink」するという表現が適切なとろみの程度口腔内での動態はゆっくりですぐには広がらない舌の上でまとめやすいストローで吸うのは抵抗がある	明らかにとろみが付いていて、まとまりがよい送り込むのに力が必要スプーンで「eat」するという表現が適切なとろみの程度ストローで吸うことは困難
性状の説明（見たとき）	スプーンを傾けるとすっと流れ落ちるフォークの歯の間から素早く流れ落ちるカップを傾け、流れ出た後には、うっすらと跡が残る程度の付着	スプーンを傾けるととろとろと流れるフォークの歯の間からゆっくりと流れ落ちるカップを傾け、流れ出た後には、全体にコーテイングしたように付着	スプーンを傾けても、形状がある程度保たれ、流れにくいフォークの歯の間から流れ出ないカップを傾けても流れ出ない（ゆっくりと塊となって落ちる）
粘度（mPa・s）【III-5項】	50-150	150-300	300-500
LST値（mm）【III-6項】	36-43	32-36	30-32
シリンジ法による残留量（ml）【III-7項】	2.2-7.0	7.0-9.5	9.5-10.0

学会分類 2021 は、概説・総論、学会分類 2021（食事）、学会分類 2021（とろみ）から成り、それぞれの分類には早見表を作成した。本表は学会分類 2021（とろみ）の早見表である。本表を使用するにあたっては必ず「嚥下調整食学会分類 2021」の本文を熟読されたい。なお、本表中の【　】表示は、本文中の該当箇所を指す。

粘度：コーンプレート型回転粘度計を用い、測定温度20℃、ずり速度 $50 \mathrm{s}^{-1}$ における1分後の粘度測定結果【III-5項】。

LST値：ラインスプレッドテスト用プラスチック測定板を用いて内径 30 mm の金属製リングに試料を 20 ml 注入し、30秒後にリングを持ち上げ、30秒後に試料の広がり距離を6点測定し、その平均値を LST 値とする【III-6項】。

注1．LST 値と粘度は完全には相関しない。そのため、特に境界値付近においては注意が必要である。

注2．ニュートン流体では LST 値が高く出る傾向があるため注意が必要である。

注3．10 ml のシリンジ筒を用い、粘度測定したい液体を 10 ml まで入れ、10秒間自然落下させた後のシリンジ内の残留量である。

[日本摂食嚥下リハビリテーション学会嚥下調整食委員会（2021）：日本摂食嚥下リハビリテーション学会嚥下調整食分類 2021，日本摂食嚥下リハビリテーション学会雑誌，Vol. 25，No. 2，p. 144.]

3．口腔ケアの重要性

　　口腔ケアは誤嚥性肺炎の予防に有効であるというエビデンスが蓄積されています[1) 2)]。

また、夜間睡眠中の嚥下頻度は加齢により減少しないこと、覚醒時の嚥下機能、唾液分泌

量とは関係がない可能性が示唆されています[3]。加齢によらず、就寝前の口腔ケアが不十分であると、夜間の不顕性誤嚥による肺炎発症リスクを上昇させます[4]。

　不顕性誤嚥のリスクに認知症の重症度が影響していることが明らかになっており[5]、ナイトケアの提供者による十分な客観的観察が必要といえます。さらに、日ごろの口腔ケアの実践を定量的に評価することで、効果を見える化できます。その際、OHAT-J（Oral Health Assessment Tool 日本語版）などのツールの活用が有用です[6]-[8]。

引用文献

1) Khadka S., Khan S., King A., et al. (2021)：Poor oral hygiene, oral microorganisms and aspiration pneumonia risk in older people in residential aged care：a systematic review, Age and Ageing, Vol. 50, No. 1, p. 81-87.

2) Yoneyama T., Yoshida M., Matsui T.,et al. (1999)：Oral care and pneumonia, THE LANCET, Vol. 354, p. 515.

3) 秦さと子，藤田英恵，伊東朋子（2015）：高齢者と若年者との夜間睡眠中の嚥下頻度，覚醒時の唾液分泌量および嚥下反射との関係，日本摂食嚥下リハビリテーション学会雑誌，Vol. 19，No. 1，p. 63-68.

4) Ramsey, D., Smithard, D., Kalra, L. (2005)：Silent aspiration：what do we know?, Dysphagia, Vol. 20, No. 3, p. 218-225.

5) Sakai, K., Hirano, H., Watanabe, Y., et al. (2016)：An examination of factors related to aspiration and silent aspiration in older adults requiring long-term care in rural Japan, Journal of oral rehabilitation, Vol. 43, No. 2, p. 103-110.

6) Chalmers J.M., King P.L., Spencer A.J., et al. (2005)：The oral health assessment tool-validity and reliability, Australian Dental Journal, Vol. 50, No. 3, p. 191-199.

7) 松尾浩一郎，中川量晴（2016）：口腔アセスメントシート Oral Health Assessment Tool 日本語版（OHAT-J）の作成と信頼性，妥当性の検討，障害者歯科，Vol. 37, p. 1-7.

8) Oral Health Assessment Tool 日本語版（OHAT-J）. https://www.ohcw-tmd.com/research/ohat.html

夜勤の介護職の不安を取り除いて本人・家族の望む看取りを支える

　2006（平成18）年の介護報酬改定において「看取り介護加算」が創設されたことが後押しとなり、施設での看取り体制が構築されてきました。最期までその人らしく生活し、その穏やかな暮らしの延長線上に、自然な看取りのかたちを望むのであれば、特別養護老人ホーム（以下：特養）においてはそれが実現可能です。

　しかし特養では、医師が常駐していないこと、看護師の配置が少なくほとんどの場合、夜間は不在であることから、看取りに対して不安を抱く介護職もいるかもしれません。看護師とともにケアの中心的役割を担う介護職の負担は大きいものです。特に夜間の看取りとなったとき、その場の対応は介護職のみで行わなければなりません。そこで、看護師は介護職の不安に寄り添い、必要な医学的知識をわかりやすく説明し、また精神面での支えとなることが求められます。

　ここでは、看護師・介護職が連携・協働し、本人とその家族が望む最期を、夜間の看取りにおいて実現するための方法について考えます。

1 事例概要

　Dさん（80代・男性）は妻とともに特養に入居しています。入居から1年半が経過した頃より、徐々に食が細くなり目を閉じていることも多くなっていました。Dさんは入居時より特養での看取りの希望を職員に伝えていました。家族（妻・子ども）も本人の意向を尊重し、また特養における急変時の対応の限界も了承した上で、特養での看取りを希望していました。

　ある日、Dさんは日中から意識がもうろうとした状態になっていたため、日勤の看護師は今夜最期を迎えることになるのではないかと感じ、夜勤の介護職・Eさんにその可能性を伝えました。「どうして私が勤務のときなの!?」とEさんは驚き、またDさんの看取りに直接かかわることに不安を感じているようでした。ほとんどの特養は夜間に看護師が不在となるため、看取りや急変時は夜勤の介護職が電話連絡等の対応を担わなければなりません。経験年数に限らず、夜間に「何か」あることに対して不安を感じる介護職は少なくないでしょ

う。

　「いつもより訪室の回数を増やして、こまめに血圧を測ったほうがよいか」「訪室したら息が止まっていた、なんてことがあったらどうしよう」とEさんは気になること・わからないことを申し送りの時間に看護師に確認しました。看護師はDさんと家族が穏やかな時間を過ごす中での臨終となるように配慮することと、観察やケアのポイントを丁寧に伝えました。また、「Dさんの様子で不安があれば、夜中でも遠慮せず電話してよいから」と帰り際にそっとEさんに声をかけました。

　その日の夜、Dさんは家族に見守られながら静かに息をひきとりました。家族からの連絡を受けてEさんもすぐ訪室しました。ベッドサイドに駆け寄り、そっと手を握り、気がつくとEさんはDさんに感謝の気持ちを伝えていました。家族がDさんと別れの時間を過ごしている間に、Eさんは看護師と医師へ電話で連絡しました。夜中のため、医師による死亡診断やエンゼルケア、退所の手続き等は日勤の職員が出勤したときに行うことになりました。朝を迎え、医師による死亡診断が終わった後、Eさんは出勤した看護師とともにエンゼルケアを行いました。そして自宅に帰るDさんを見送りました。

2　アセスメント

1）看護師不在の中で行う夜間の看取りに介護職は不安を抱いている

　Eさんは普段からDさんとかかわり、安楽を最優先したケアを行っていました。ところが、今夜最期を迎える可能性があると看護師に告げられると、看護師不在の中で看取りを担うことに不安を感じ、「どうして私が勤務のときなの」という本音が思わず出てしまったのだと思います。後に聞くと、Eさんはこれまで夜勤中に看取りにかかわったことがなく、今回が初めての経験で、不安を抱くのも当然でした。

　もしも今夜そのときが訪れたら実際にどのように対応すればよいのか、定期的に介護職と看取りマニュアルを確認し、個別の対応について検討する必要があると考えました。

　いつ最期を迎えるのかの予測は困難ですが、Eさんはこまめに血圧測定などを行うことでDさんの状態を把握するべきか迷い看護師に尋ねていました。看護師は穏やかな看取りのあり方についてEさんに話をしました。

　日中であれば看護師と協力して対応しますが、夜間は介護職がすべてのケアを担います。これまで行ってきた日々の生活援助の延長に看取りケアがあり、

臨死期においては苦痛緩和が大切であること、安らかな最期を望む高齢者に、必要以上の医療器具の使用は苦痛を与え、穏やかな臨終を妨げる可能性があることについて説明し、介護職の理解を促す必要があります。

2）高齢者と家族が望む看取りケアの確認が重要

高齢者と家族がどのように最期を迎えたいのか、意思決定を支えることは重要です。高齢者と家族の意向を伺うときには、特養で提供可能なケアと医療処置の限界や、人員配置の問題から仮に夜間の看取りとなった際には、すぐに死亡診断の対応等ができないこともあるなど、できること・できないことを明確に伝える必要があります。

3）介護職が看取りの経験を振り返る場が必要

Ｅさんは初めて夜間の看取りにかかわり、負担は大きかったはずですが、貴重な経験となりました。同じように看取り経験のない介護職の中には、死が近づいている高齢者を目の当たりにすること、そして何より夜間に看取りを行うことに恐怖心を抱いている人も少なくありません。

看取りに対応した介護職が、周囲にその経験を語ることで自らのケアを振り返り、またほかの介護職が次に活かせるよう、臨死期におけるケアのあり方についてみんなで考える場を設ける必要があると考えました。

3 目　標

目標は次の３つとしました。
①Ｄさんが苦痛なく穏やかに最期を迎えることができる
②高齢者と家族が望む看取りケアをチームで実践することができる
③看取りの経験をケアチームで振り返り、実践したケアを意味づけることができる

4 支援方法

1）夜間の看取り対応について介護職とマニュアルを確認する

看取り体制を整えている施設では、「看取りマニュアル」を作成していると思います。看護師へ連絡するタイミング、医師への報告、高齢者が息をひきとってから退所までの流れ等は施設ごとで異なるため、必ずマニュアルを作成し職員に周知しておく必要があります。しかし、それを読んだだけで看取りのとき

に慌てず冷静に対応できるわけではありません。

　そこで、看護師・介護職で利用者がもし「夜間に亡くなったときどうするのか」を想定し、シミュレーションをします。マニュアルを見ながら夜間の看取り対応について確認し、看護師は介護職の不安を聞いてそれを軽減します。また、マニュアルが介護職にもわかりやすい内容になっていることも確認します。

2）介護職が臨死期における苦痛緩和のケアを理解する

　Ｅさんの問いかけにもありましたが、「訪室したらすでに息をひきとっていた」ということがあったとしても、そのことを気に病む必要はまったくありません。いつ逝かれるかは予測できるものではなく、タイミングは本人にしかわかりません。介護職には、「いつ亡くなったとしてもあなたが責められる要素は１つもない」ことを、まずしっかり説明する必要があります。

　その上で、臨死期においては、血圧計やパルスオキシメーターなどの医療器具に頼るのではなく、顔色や表情、呼吸の様子、手足の色や温かさなどを、見て・聞いて・触れることで観察し、本人にとって苦痛のないケアに配慮するのが重要であり、日々の生活援助と苦痛緩和に努める大切さを伝えます。例えば、自分で寝返りがうてないと長時間の同一体位によって苦痛が生じます。食事や水分が摂れなくなって口呼吸をするようになると、口腔内が乾燥し痰による汚染・口臭が現れます。最期までできるだけ苦痛なくきれいな身体で過ごせるよう、ケアを丁寧に行うことが求められるのです。自宅で過ごしているかのように、高齢者自身のタイミングで、最期まで自然に、それが幸せな死のかたちであると思います。

　死が近づいてくると、意識がもうろうとし苦しそうな息づかいになります。初めて看取りにかかわる介護職はその変化に驚き、苦しそうにする高齢者に不安や恐怖心を抱くかもしれません。臨死期ではどういった状態変化が現れるのか、その状態変化は死への過程で起こる自然な反応であることを説明し理解を促します。また、脳内モルヒネともいわれる神経伝達物質のβ-エンドロフィンが分泌され、本人は苦しさを感じていないといわれていることも伝えます。

3）高齢者と家族が望む看取りケアを実践する

　臨終のときだけが看取りケアではありません。可能であれば入居時から死を意識し、どこで、誰と、どのように終末期を過ごしたいか本人・家族・職員で話し合う機会をつくります。また、入居後も高齢者の体調に変化があった際は、ケア方針について本人・家族・職員で検討するようにします。適切なタイミングで繰り返し行うことが大切です。

Dさんの場合は入居時より特養での看取りの意向を職員に伝え、家族もそれを尊重していた事例でした。特養での看取りを希望する本人・家族には、救急搬送しないことや老衰により予測される状態変化、突然死の可能性について十分説明し、本人・家族の理解を得ます。また、Dさんの事例のように夜間に看取りを迎えた場合、多くの特養では、夜間は医師と看護師が不在となり、死亡診断やエンゼルケア等の処置は翌朝になることが多いため、それについてもあらかじめ本人・家族に説明しておくことが必要です。

看取りの際は、家族の希望があれば付き添いができるよう、静かな個室と簡易ベッドやソファー等を用意し、環境を整えます。そして、家族もケアに参加できるように配慮します。家族がケアにかかわりながら、高齢者を看取るプロセスが大切です。

4）カンファレンスを開催し、ケアチームで振り返る機会をつくる

看取り後は振り返りの機会をつくり、職員が自由に意見交換する場としてカンファレンスを開催します。ここでは、看取りを経験した職員にどう感じたか、思いのままを語ってもらいます。反省点に意見が集中しないよう、経験してよかったこと・よかったと思うケアを引き出します。また、次の看取りケアに活かすことができるよう、ケアを意味づけます。

職員の中には家族と同じように悲嘆反応を示す場合もあります。そのような職員に対してはグリーフケアが必要です。高齢者の死を目の当たりにして感じたことを言葉にしてもらい、ともにケアにかかわってきた職員と思いを共有できるようにすると、悲嘆反応を受け入れる機会にもなります。

5 支援の結果

看取り後、日を経ることなく行われたカンファレンスで、Eさんは「出勤時に今夜亡くなるかもしれないと言われたときは怖くなってしまった。しかし、看護師に何かあったら夜中でも電話していいからと言ってもらえ、気持ちが少し楽になり、私が何かしてしまったせいで状態が悪くなったらとか、訪室したときにすでに亡くなっていたらどうしようなどと、自分のことばかり考えていたことに気づいた。今回は『もしかすると自分の夜勤で』という心づもりができていたが、そうではなく急に亡くなることもある。そう思うとまだ夜間の看取りに不安があるのが本心」と語りました。

夜間の看取りに対する恐怖心や戸惑い等、素直な気持ちに同席していたほか

の介護職もうなづいていました。カンファレンスでは、事例の振り返りとともに今一度、看取りマニュアルも確認しました。また、看護師は介護職の不安を聞き、軽減に努めました。最後に「穏やかな看取りを実現するために特別なことは何もない。高齢者はきっと私たちのいつもの丁寧なケアを望んでいらっしゃる。穏やかな日常の先に、幸せな看取りがあるのだと思う」と介護職に伝え、カンファレンスを終えました。

6 この事例を通して伝えたかったこと

穏やかな暮らしの中で苦痛なく最期を迎えるのに特養はふさわしい場であると考えます。一方、看護師不在の夜間の看取りは介護職の負担が大きく、不安や恐怖心から看取りに直接かかわることを避けたいと感じている介護職もいるのではないでしょうか。介護職が安心して夜間の看取りを担える環境を整え、必要な情報を提供し、精神的な支えとなることが、特養における看護師の役目であると考えます。

高齢者はさまざまな事情から住み慣れた自宅を離れ、私たちには推し量ることのできない心情を抱え、特養に入居されます。特養を暮らしの場におき、人生の終わりをここで迎えたいと望まれたのです。そのような高齢者へ、苦痛のない、最期までその人らしく自然な看取りの実現に力を注ぐことが、看護師の役割でありその責任は大きいものであると考えます。

7 解　説

1）臨死期

臨死期とは、高齢者の死が差し迫ったときで、予後1カ月（週単位）から亡くなるまでの時期とされています。臨死期と判断する状態としては、栄養や水分をほとんど摂取できなくなる、努力呼吸や喘鳴がみられる、声かけや刺激などに反応が乏しくなるなどです。

岩瀬ら[2]によると、看取りを積極的に行っている特養において、看護師が察知している死期のサインは約1カ月前と約2日前の2段階あり、約1カ月前には傾眠傾向や食事摂取量の低下等がみられるようになり、約2日前には呼吸状態の変化や意識レベルの低下等が観察されると報告しています。

2）グリーフケア

「グリーフ（Grief）」とは、深い悲しみ、悲嘆、苦悩を示す言葉で、悲嘆と

訳されることが多いです。人は死別などによって大切な人を失うと、大きな悲しみ（悲嘆）を感じ、長期にわたってショック期・喪失期・閉じこもり期・再生期といった身体的・精神的な変化をたどります。悲嘆は正常な反応であり、大切な人を亡くした人は誰もがこの悲嘆のプロセスを歩みます。これを「グリーフワーク」と呼びます。悲しみから立ち直る鍵は、グリーフワークにあるといわれ、プロセスに沿って、自身の気持ちを整理したり、周囲から継続的なサポートを受けたりすることが大切です。

「グリーフケア」とは、さまざまな喪失を体験し、悲嘆を抱えた人に、心を寄せて、ありのままのその人を受け入れ、その人が立ち直り自立し、そして希望を持って生きていけるように支援することです。グリーフケアでは、大切な人との死別による身体的・精神的な苦悩に焦点を当てるだけでなく、それにより生じた二次的影響（例えば、家族関係の悪化や仕事が手につかない等）も含めた支援が求められます。

大切な人を亡くしても、以前は大家族であったり、地域社会との関係が密であったりしたため、周囲の人とのかかわりにより悲嘆感情は自然と癒やされていったものですが、核家族化など社会の変化によって、心の傷を一人で抱え込む人が増えてきました。深い悲しみを周りの人と共有できないと、社会的にも孤立してしまいます。特養で看取りを終えた後には、その家族だけでなく職員の悲嘆に対してもケアが欠かせません。

参考文献

・桑田美代子，湯浅美千代編（2016）：高齢者のエンドオブライフ・ケア実践ガイドブック　第2巻　死を見据えたケア管理技術，p. 216-217，中央法規出版.
・岩瀬和恵，勝野とわ子（2013）：看取りを積極的に行っている特別養護老人ホームにおいて看護師が高齢者の死期を判断したサインとそのサインを察した時期，老年看護学，Vol. 18，No. 1，p. 56-63.

NOTE

1. 看取り介護加算

看取り介護加算は、「医師が回復の見込がないと判断したご利用者に対し、人生の最期の時までその人らしさを維持できるように、ご利用者やそのご家族の意思を尊重し、医師、看護師、看護職員が連携を保ちながら看取りをする場合に算定する」加算です。2006（平成18）年度の介護報酬改定で創設されました。

2021（令和3）年度の介護報酬改定により、区分の新設や算定要件が追加されました。

特別養護老人ホーム（以下：特養）における看取り介護加算の改定内容としては、中重度者や看取りへの対応の充実を図る観点から、現行の死亡日以前30日前からの算定に加え、それ以前の期間（死亡日45日前〜31日前）の対応についても評価する区分が新設されました。また、「人生の最終段階における医療・ケアの決定プロセスに関するガイドライン」等の内容に沿った取り組みを行うこと、施設サービス計画の作成にあたり、本人の意思を尊重した医療・ケアの方針決定に対する支援に努めることが要件に追加されました。さらに、看取りに関する協議の場の参加者には新たに「生活相談員」も加えることになりました。

なお、特養における看取り介護加算には、（Ⅰ）と（Ⅱ）があります。（Ⅱ）については（Ⅰ）の要件に加え、「配置医師緊急時対応加算」が算定できる体制であること、利用者の死亡場所が特養内であった場合に限り算定できるものとされています。

2. 死への過程で起こる状態変化

臨死期が近づき、食事が摂れなくなると脱水と低栄養状態となります。そうすると、脳内には神経伝達物質のβ－エンドルフィンが分泌されます。β－エンドルフィンは陶酔感・快楽感・多幸感をもたらし、別名、脳内モルヒネともいわれています。同時に、血液中のケトン体も増え、意識レベルは低下し、傾眠状態が深まり、穏やかな眠りを導きます[1]。

いよいよ死期が近づくと、意識は減退し、手足は冷たくなって青みがかったり、斑点ができたりします。また、呼吸も不規則になります。最期の数時間は錯乱と眠気が生じ、気管の分泌物や喉の筋肉の弛緩が原因で、呼吸音が大きくなります。この呼吸音は死前喘鳴と呼ばれます。死前喘鳴は死にゆく高齢者に不快を感じさせるものではありません。下顎呼吸は亡くなる直前の徴候です。それまでの連続した呼吸とは異なり、下顎だけで喘ぐように開いて閉じ、数秒の無呼吸の後、再び下顎だけで開いて閉じるような呼吸となり最期を迎えます。

3. アドバンス・ケア・プランニング

アドバンス・ケア・プランニング（ACP：Advance Care Planning、以下：ACP）とは、人生の最終段階の医療・ケアについて、本人が家族や医療・ケアチームと事前に繰り返し話し合い、本人の意思決定を支援するプロセスのことです。

わが国では、2006（平成18）年の富山県・射水市民病院における呼吸器取り外し事件が報道されたことをきっかけに、2007（平成19）年に「終末期医療の決定プロセスに関するガイドライン」が策定され、人生の最終段階における医療のあり方に関して本人による決定を基本とすることが示されました。その後、改定を繰り返し2018（平成30）年

に公表された「人生の最終段階における医療・ケアの決定プロセスに関するガイドライン」[2] において、英米諸国を中心に研究・取り組みが普及している ACP の概念が導入されました。このガイドラインでは、心身の状態の変化等に応じて本人の意思は変化しうるものであり、医療・ケアの方針を繰り返し話し合うこと、本人が自らの意思を伝えられない状態になる前に本人の意思を推定する者を前もって定めておくことの重要性を記載しています。厚生労働省では、ACP を「人生会議」という愛称で呼ぶことを決定し、社会に普及を促しています。

引用文献

1) 川上嘉明 (2013)：もっと介護力！シリーズ　はじめてでも怖くない　自然死の看取りケア　穏やかで自然な最期を施設の介護力で支えよう，p. 59-61，メディカ出版.
2) 厚生労働省 (2018)：「人生の最終段階における医療の決定プロセスに関するガイドライン」の改訂について．https://www.mhlw.go.jp/stf/houdou/0000197665.html

参考文献

・厚生労働省 (2021)：令和3年度介護報酬改定における改定事項について．https://www.mhlw.go.jp/content/12404000/000768899.pdf

高齢者の行動の背景にある意思や価値観を尊重して転倒を予防する

高齢者の転倒

　高齢者の転倒は、老化や疾病に起因した歩行やバランス障害から起こる生活上の出来事で、老年症候群の1つです。近年は、高齢者の機能低下に着目したフレイルやサルコペニアなどの概念が注目されていますが、転倒はこれら心身機能の虚弱化に伴って起こり、さらなる身体機能の低下や要介護状態を招くなど負の循環をもたらします。したがって、病院・施設で、特にケアを提供する人手が手薄になる夜間において、転倒予防対策は大きな課題といえます。

転倒予防対策と倫理的問題

　転倒予防対策は、臨床の現場でしばしば倫理的問題として取り上げられます。それは、高齢者の安全を守ろうと転倒予防対策を講じるあまりに援助者の価値観が先行し過ぎると、高齢者の活動を制限しかねないからです。転倒の背景には必ず高齢者の自発的な活動があることから、転倒と活動は表裏一体で、高齢者の自発性を奪うことのない、高齢者の価値観や意思を尊重した転倒予防対策が求められます。

　また、高齢者が転倒することは自然なことともいえます。高齢者が活動する限り転倒の可能性をゼロにはできないことを踏まえ、転倒予防対策に加え、転倒したとしても損傷を最小限に防ぐ手立てを立てておくのも重要です。

1 事例概要

　Fさん（90代・女性）は、既往に脳梗塞、脳血管性認知症があります。左大腿骨頸部骨折後、本人・家族ともに独居への不安が高くなったため、1カ月前に介護老人保健施設へ入居しました。

　軽度の麻痺と下肢筋力低下から、自力歩行や立位保持などは難しく、移動時には車いすを使用し、移乗・移動には介助を要します。転倒リスクが高いため、移動したいときは職員に伝えるように説明されていますが、たびたび車いすから自力で立ち上がろうとしてバランスを崩し転倒を繰り返していました。転倒予防対策として、ベッドサイドにセンサーマットを設置し、日中は職員の遠くからの見守りの下、食堂で過ごすことを促されていました。夜間は、20時30

分に睡眠薬を服用し自室に戻って入眠しますが、朝までに何度かセンサーマットが作動しました。Fさんは、日中は食堂でほかの利用者とともに静かに座っていることが多いですが、夕食後は申し訳なそうに「部屋に戻してもらえませんか」「どこかに連れて行ってもらえませんか」と訴えました。しかし、夜勤体制で職員の数が減り、ほかの利用者へのケアで手が離せないときは、その訴えにすぐに対応できないときがあるのが現状でした。

　ある日の夕食後、Fさんは車いすに座って食堂で静かに過ごしていたので、職員は別の利用者の排泄介助に入りました。すると、食堂から「ドスン」という音がしたため、すぐに駆けつけると、Fさんが車いすごと転倒していました。Fさんに話を聞くと、殿部に痛みがあったことから、そばにあった座布団が敷かれている椅子に座り変えたくて立ち上がろうと思ったと話されました。

2 アセスメント

1) 身体・認知・精神機能を踏まえた安全な生活環境が整えられていない

　脳血管性認知症に伴う歩行障害や記憶障害があるFさんにとって、安全な環境が整備できていたかを、転倒リスクに関するアセスメントツール（「7. 解説」で後述）を使用し評価しました。今回の転倒は、「椅子に座りたい」というFさんの自発的・意図的な行為や、歩行・バランス障害、認知機能障害、疼痛、廃用症候群、過去の転倒経験などの内的要因、車いす、可動性の障害物（座ろうとした椅子）などの外的要因が重なりあって起こりました。Fさんは、脳梗塞の発症や脳血管性認知症と診断された後も「できるだけ人に頼りたくない」と自宅で長年生活してきました。そんなFさんにとって、移動したいと思うたびに忙しそうにしている職員に依頼しなければならないことへの抵抗感は大きく、自発的・意図的に移動したと考えられます。

　認知症による注意障害・見当識障害に伴う判断力の低下があるFさんのそばに椅子があった環境が転倒を招いた可能性は大きいです。食堂に椅子があるのは自然ですが、固定されているわけではないため動かせば倒れる危険性を忘れてはいけません。転倒を招く生活環境になっていないか常に見直す必要があることを改めて認識しました。また、転倒リスクを低減するためには、身体機能の維持・向上を目指したリハビリテーションを行うことも重要なため、看護師と理学療法士で検討しました。その結果、安定性は低いものの手引き歩行は可能と評価しました。

　Fさんの転倒リスクをゼロにするのは不可能であり、今後も転倒の可能性は

あるため、転倒しても骨折などの損傷を最小限にする方策が必要でした。状況によってはプロテクターの使用や、ベッド周囲に衝撃吸収マットを敷くといった対応を職員で話し合いました。加えて、他者に頼ることに抵抗のあるFさんが、職員を頼れるよう信頼関係をどのように構築していけばよいかも考えました。

2）日常生活で感じている不快や痛みを十分に取り除くことができていない

　椅子に座りたいというFさんの自発的・意図的な行為の背景には、殿部の疼痛が転倒の要因の1つであると考えられました。長時間にわたり同じ空間で同じ姿勢で、何もすることなくただ座っていることを強いられるFさんには身体的・心理的・社会的苦痛があったはずです。

　車いすの座面や、体位交換の時間、失禁後の不快感が少ないおむつ・パット、トイレへの誘導のペースなどを見直すとともに、Fさんが自分らしく豊かな日常を過ごせるよう、希望に沿って楽しめることや熱中できることに取り組める環境を整える必要がありました。

3）これまでの生活習慣や価値観を反映した生活が確立できておらず、生活を狭小化させている可能性がある

　Fさんの家族と職員で、今後の転倒予防について話し合いました。その中で、Fさんは、当施設に入居する前は、編み物や写経に熱心に取り組み、時には同年代の人とお茶を飲み会話を楽しむ毎日を過ごしていたことがわかりました。また、深夜12時頃までテレビを見ながら入眠する日常だったそうです。現在のFさんは物静かな印象ですが、もともとは活発で社交的な人だったように見受けられました。Fさんに現在の生活について尋ねると、「いろいろと決められていて、常に監視されているようで窮屈。落ち着かない」と話されました。Fさん・家族から話しを聞き、職員はFさんの安全を守ろうとするあまり、Fさんのこれまでの生活習慣や価値観を置き去りにしたケアを提供していたことに気づきました。職員による遠くからの見守りは、Fさんの安全を守ると同時に、Fさんに窮屈さを感じさせ自発性を奪い、生活を狭小化させていたのです。

　住み慣れた自宅とは異なり、施設では食事・排泄・入浴・リハビリなどが決められた時間に行われ、多くの場合、単調な日々を送ることとなり、そのような生活スタイルが認知症を進行させ、転倒リスクを高めてしまうことがあります。たとえ単調な日々だとしても、楽しくおいしく食事する、気持ちよく入浴・排泄する、ゆっくり安心して眠る、笑顔で職員やほかの利用者とかかわるなど、

自宅と同じような日常生活を過ごせるよう整えるのが、転倒予防対策の基本です。また、Fさんのように脳血管性認知症の人には、自発性や意欲の低下がみられ、社会的な刺激が減少すると、ますます症状が進行する可能性があります。

　もともと活発で社交性の高いFさんの人柄を大切にし、当施設でもFさんらしい生活が送れるよう、転倒予防対策とともに1日の過ごし方を見直していくことが重要だと考えました。

3　目　標

　下記2点を目標に掲げました。
①転倒予防対策を講じた生活環境の中でFさんの自発性や意欲を維持することができる
②身体的・心理的・社会的苦痛が緩和され、これまでの生活習慣や価値観を反映した生活が継続できる

4　支援方法

1) 安全で落ち着ける環境を整え、自発的な行動や活動を尊重する

　転倒リスクに関するアセスメントツールを使用し評価したことを踏まえ、Fさんにとって安全で落ち着ける環境の調整を行いました。具体的には、認知症による注意障害・見当識障害に伴う判断力の低下を踏まえ、椅子（ベッド上にいる場合は車いすも）などの可動性の物をFさんの周囲に置かない、Fさんの視界に入らないようにしておくなどです。夜間はFさんの手元や足元を照らす照明を設置したり、衣服の裾を引きずらない長さにしたりもしました。

　Fさんのもともとの生活環境や価値観を反映して落ち着いて過ごせる環境を整えるため、食堂で長時間何もせずに座ったままにならないように、職員から積極的に声をかけ、編み物や写経などに取り組めるようにしました。Fさんの希望に沿って自室や食堂以外の場所にいる機会も増やしました。また、介護を要する状態であっても他者に頼るばかりではなく、周囲に必要とされる存在であることをFさんに感じてもらうため、利用者が食事をする際にテーブルに敷くマットの片づけ・整理を依頼しました。これはFさんが他者に頼ってもよいのだと思えるためにも重要なアプローチだと考えます。さらに、手引き歩行は可能であったため、Fさんの希望もあり、昼食時は自室から食堂までの移動に手引き歩行を取り入れ、身体機能の維持・向上を図ることにしました。

Ｆさん・家族には、転倒リスクの高さや今後の転倒の可能性を伝えた上で、転倒後の損傷を最小限にするために、ヒッププロテクターや衝撃吸収マット、保護帽などを状況に応じ使用することを説明し承諾を得ました。職員は転倒予防とともに転倒後の損傷を少なくする対策を講じていくため、Ｆさんらしく自発的に行動・活動していってほしいとも伝えました。

2）Ｆさんのこれまでの生活習慣や価値観を反映させた生活を再構築する

Ｆさんにこれまでの生活で大切にしてきた生活習慣や価値観、当施設でこれからどのように過ごしたいか、どの部分は自分の力で行いたいか、どこをサポートしてほしいかを聞き、「24 時間アセスメントシート」（「7．解説」で後述）を作成し具体的に記しました。その際、看護師・介護職などの援助者だけではなく、Ｆさん・家族に対しても、転倒リスクと対策の重要性を啓発し注意を促すことが重要だと考えました。そこで、これまでの転倒歴から傾向をつかみ、どのようなときに転倒する危険性が高いかを、Ｆさん・家族・職員で振り返り、生活する上で注意すべきことや職員にサポートしてほしいことも加筆しました。

また、Ｆさんはもともと夜遅くまで起きている生活でしたが、骨折治療のための入院を機に睡眠薬が処方され服用を続けていました。夜間の転倒を懸念し、夜は静かに眠っていてほしいとの病院側の考えから服用が開始されたと思われます。しかし、副作用などにより逆に転倒リスクを高めるだけでなく、無理に眠らせようとする本人の望まない睡眠薬の投与は、自律尊重の原則（「7．解説」で後述）や行動コントロールの倫理（「7．解説」で後述）に反する行為です。そこで、Ｆさん・家族と相談して服用を一旦中止し、今後の睡眠状況に合わせて検討していくことにしました。

5 支援の結果

Ｆさんは、これまでの生活習慣や価値観を熱心に聴いてくれたり、転倒リスクを最小限にしようと取り組む看護師・介護職の姿から、職員の思いが伝わってきたと家族に話されたそうです。また、職員に「暑い」「寒い」「水が飲みたい」など、以前より要望を伝えてくれるようにもなりました。職員の人手が手薄になる夜間や朝方は、趣味の編み物や家族が持参した雑誌を読むことなどに熱中し、突発的に車いすから立ち上がるようなこともほぼなくなりました。睡眠薬の服用は中止のまま経過観察中です。無理に入眠をすすめることはせずに、

夜間もＦさんのペースで眠るのを見守っています。職員と一緒に作成した24時間アセスメントシートはＦさんの部屋にも貼り、定期的に確認・修正しています。

　認知症があったとしても、安全でその人らしく落ち着いて過ごせる環境や、困ったときには職員を頼ればよいという安心感により、転倒リスクは軽減できると職員一同が実感した事例です。この経験を経て、職員の転倒予防対策についての考え方にも変化がみられました。これまでは、「絶対に利用者を転倒させてはいけない」「夜は転倒リスクが増すから早く眠ってもらう」といった意見が当たり前となっていました。しかし、倫理的側面を含め、Ｆさんの転倒予防対策を検討していく中で、自分たちはなんのために「利用者を転倒させてはいけないのか」を振り返り、転倒予防の視点だけではなく、人生の最終段階を生きる高齢者の生活の質を守るために、何を優先するべきかを考えられるチームへと成長できたのではないしょうか。

6　この事例を通して伝えたかったこと

　転倒は、高齢者の生命予後や身体機能に影響を与え、また、転倒後は損傷だけではなくその恐怖感から著しく日常生活動作（ADL：Activities of Daily Living）を低下させるなど、高齢者の限りある人生（生活）の質（QOL：Quality of Life）に大きく影響する出来事です。しかし、転倒を予防するための対策自体が倫理的問題や高齢者のQOLの低下を招きかねないことを援助者は理解し、転倒予防対策を講じなければなりません。

　転倒予防対策を検討していく上では、安全な環境を整えるだけでなく、高齢者の生活全体を見直し1日を通してその人らしく過ごせる生活の確立や、転倒予防対策に対する倫理観や価値観を問い直す職員への教育的アプローチも大切です。援助者には高齢者を一人の人としてとらえ、転倒の原因をその人の立場で分析・予防していくことが求められます。

7　解　説

1）転倒リスクに関するアセスメントツール

　転倒リスクに関するアセスメントツールは、転倒に関するリスクを総合的に判断できる評価表であり、病院や施設への入院・入居時などにチェックすることでハイリスク者（転倒しやすい対象者）を確定し、危険度に応じた転倒予防対策に役立てることができます。

日本では、日本看護協会によって「転倒転落アセスメントシート」の活用が推奨された1999（平成11）年以降、さまざまな転倒リスクに関するアセスメントツールが開発され、各病院・施設で活用されています。

2）24時間アセスメントシート

24時間アセスメントシートは、利用者の起床から就寝までの1日の生活・行動を記入し、「利用者の希望」「利用者自身でできること」「サポートが必要なこと」など注意点等をまとめたものです[1]。利用者一人ひとりの24時間アセスメントシートを作成することで、利用者の望みや価値観をケアに反映できる、チームで統一したケアを提供できる、職員間の情報共有ができる、けがや事故などのリスクを低減できるなどのメリットがあります。利用者にとっては施設であっても自宅にいるように自分らしく暮らせることに、職員にとっては一人ひとりに合ったケアを提供しやすくなることにつながります。

作成後も、利用者一人ひとりと話し合いを重ね、身体状態や希望、好みが変わればそのつど修正していくことが必要です。24時間アセスメントシートは、主に個別ケアを重視するユニット型の施設で導入されていますが、このシートの趣旨は高齢者の望みを反映させたケアを提供していくことであり、高齢者の生活を支えるうえで、あらゆる臨床現場においても活用できます。

3）高齢者の自律尊重の原則

自律尊重（respect for autonomy）の原則とは、本人の主体的な意向を尊重し自己決定権を支援すること[2]で、医療倫理の4原則のうちの1つです。

施設に入居する多くの利用者は、認知症による記憶障害や見当識障害等を伴い、また自分の住み慣れた自宅ではなく、他者の介助を受けながら生活するという環境下におり、自分の価値観や希望を表出しづらいと考えます。援助者が利用者の安全を守るために環境を整えようとするあまり、自律尊重の原則と善行の原則（患者・利用者のために善をなすこと。医療倫理の4原則の1つ）が対立することもよくあります。援助者は、利用者が身体的にも社会的にも脆弱（frail + vulnerable）であることを踏まえ、援助者の価値観ばかりを優先していないか、利用者の自律を脅かしていないかを常に振り返り、ケアを見直さなければなりません。

4）行動コントロールの倫理

行動コントロールの倫理とは、認知症の進行に伴い、行動心理症状（BPSD：Behavioral and Psychological Symptoms of Dementia）が出現した場

合に、身体拘束や薬剤により、認知症の人の行動をコントロールすることは倫理的に許されるのかという問題を指します[3]。身体拘束といった物理的なコントロールだけではなく、薬剤によるコントロールも含めて、認知症の人の行動をコントロールするのは本人の意に反していないのか、転倒などのリスクを低減させるためならよいことなのか、それを行う意味を考えなければなりません。

　今回の事例では、BPSD の出現や身体拘束に関連した事象はありませんでしたが、本人の望まない睡眠薬の投与が行われていました。行動を落ち着かせ夜間の転倒を防止するため、睡眠薬や向精神薬を使用するのは適切な対応といえるのでしょうか。認知症の人の尊厳を守る転倒予防対策を講じていく上では、このような倫理的視点を踏まえた検討が必要です。

引用文献

1) 認知症介護研究・研修東京センター・認知症介護研究・研修大府センター・認知症介護研究・研修仙台センター編（2019）：四訂　認知症の人のためのケアマネジメント　センター方式の使い方・活かし方，p. 86-87，中央法規.

2) 鈴木隆雄（2006）：エビデンスに基づく高齢期の転倒予防戦略，日本整形外科学会誌，Vol. 80，No. 2，p. 209-216.

3) 箕岡真子（2018）：「認知症ケアの倫理」の創造と発展　なぜ「新しい認知症ケアの倫理」の体系化が必要だったのか，認知症ケア研究誌，Vol. 2，p. 27-38.

NOTE

1. 高齢者の転倒

　転倒は要介護となるきっかけとなり、また生活機能や精神機能の低下を引き起こします。そのため、高齢化に伴い要介護者が増大している超高齢社会のわが国において、転倒予防対策は喫緊の課題です。施設には、認知症や脳血管障害後遺症などの要介護者、転倒リスクの高い高齢者が多く入居しています。転倒発生率は地域高齢者に比べ2～3倍高く、さらに転倒の弊害もより大きく、認知機能の低下ならびに全身状態の悪化に至ることが多いとの報告があります[1]。

　施設に入居する利用者と地域高齢者の大きな違いは、移動手段です。転倒の発生状況に関する調査[2][3] によると、地域高齢者と比較し、利用者の多くは車いすを移動手段とするため、転倒の状況は「つまずく、滑る」ではなく「（車いすからの）立位・歩行」や「ベッド（周辺）」「車いす」からの転倒が多く、起床や就寝、食事、排泄など、利用者の自発的な移動を伴う活動の際に生じていました。このことから、利用者の行動や心身の状態変化を予測し、それを踏まえ転倒予防対策を立てるのが重要であるといえます。あらかじめケアチームで、利用者個々の生活におけるニーズや心身の状態の変化にどのように対応して

いくかを検討し共有しておくことが有効です。

　夜間の職員配置は、病院・施設にかかわらず昼間と比較すると圧倒的に少なくなります。夜間においても、患者・利用者1人ひとりの生活習慣や価値観、その時々の意思を尊重した細やかな対応をしたいが十分にできないと悩む看護師や介護職は多くいます。だからこそ、患者・利用者を包括的にアセスメントし、24時間を通してその人らしく過ごせる環境調整やその人の行動等を予測した対応に備えておく必要があります。

2.　日本老年医学会による「介護施設内での転倒に関するステートメント」

　2021（令和3）年6月に日本老年医学会と全国老人保健施設協会は、施設における転倒についての科学的な考え方を「介護施設内での転倒に関するステートメント」として表明しました。

　施設で転倒が起こると、老年症候群によるイベントではなく事故として扱われることが多いのが現状です。そのような状況に対し、このステートメントでは、高齢者の転倒について予防できるものと予防できないものを解説しています。転倒やそれに伴う傷害に関して、防止しようとする施設の姿勢や取り組みと、発生した事故を状況に応じて受容する利用者・家族、ひいては国民全体の心象とのバランスのありようを把握しうる範囲で科学的に検討したものとなっています。このバランスを保つには、施設と利用者本人・家族の間で、転倒の発生や予防に関する情報共有と相互理解が重要であると述べています。

3.　転倒に関するアセスメントツールの効果的な活用

　有用性のある転倒に関するアセスメントツールが多く開発されていますが、病院等の患者・利用者の大半が75歳以上の高齢者であり、認知機能や身体機能の障害をもっていることが多いため、アセスメントツールを使用して評価すると、大部分がハイリスク者になると予測されます[4]。また、アセスメントツールと看護師の臨床判断の予測妥当性にあまり差がないことも近年の多くの研究から指摘されています。したがって、看護師の臨床判断を駆使しながらアセスメントツールを活用してハイリスク者を特定し、効果的な対策を立てるのが有効です。ここで重要なのは、アセスメントツールの使用自体が転倒予防につながるわけではないという点です。ハイリスク者を特定した後で、利用者個々に対する適切で効果的な対策を検討し実践しなければ意味がありません。

　2020（令和2）年7月に日本転倒予防学会は、転倒・転落アセスメントツールは「スクリーニング」「精査」「対策導出」の3つの目的に大別されることを述べ、病院・施設に向けて提言（表Ⅲ-5-1）[5]を示しています。

表Ⅲ-5-1　転倒・転落アセスメントツールに関する提言

提言1	転倒・転落アセスメントツールは、「スクリーニング」、「精査」、「対策導出」の3つの目的に大別される。特に病院の転倒・転落アセスメントツールは、スクリーニングとしてハイリスク者の選別を行い、さらに多職種で共有して「精査」・「対策導出」を行うなど使用目的・特徴・限界を把握した上で使用する。
提言2	学術団体は、転倒・転落アセスメントツールの運用ガイドライン整備や開発・評価・研究のためのデータ蓄積について取り組む。
提言3	病院は、変化する転倒・転落リスクに対して、転倒・転落アセスメントツールでスクリーニングし、そのリスクについて関連する専門職種が精査し、多職種で対策を立案して転倒・転落予防に取り組む。
提言4	病院は、病院組織全体で転倒・転落の対策を導出するための組織整備を行い、一体となって転倒・転落予防に取り組む。
提言5	高齢者施設は、転倒・転落アセスメントツールを、入所時のスクリーニング及びスタッフの転倒・転落リスク感性を育成するために活用する。
提言6	高齢者施設は、転倒・転落アセスメントツールを、高齢者が生活する中で異なる個々のニーズや行動の変化を包括的に捉えた多職種の「精査」の手段として位置付けて、転倒・転落リスク・マネジメントの体制整備を行う。

[日本転倒予防学会（2020）：転倒・転落アセスメントツールに関する提言，p. 1．https://www.tentouyobou.jp/content/files/risuk%20assessment/20200725%20teigen%20risk%20assessment.pdf]

4. 身体拘束をめぐっての考え方

　施設において、身体拘束廃止の重要性と、利用者等の生命または身体を保護するため緊急やむを得ない場合を除き、身体的拘束や利用者の行動を制限する行為を行ってはならないことは広く理解されています。一方、病院、特に急性期病院では、依然として、身体拘束・抑制は治療上必要なものだと誤解されていることも多いのではないでしょうか。病院・施設を問わず、身体拘束を行う場合は、「身体拘束ゼロへの手引き　高齢者ケアに関わるすべての人に」（厚生労働省）に明示された「切迫性」「非代替性」「一時性」の3要件すべてに該当し、身体拘束が「緊急やむを得ない場合」かどうかを判断する必要があります[6]。もし、3要件を満たしやむを得ず拘束する際は、チーム全体でその目的や理由、手段の正当性等を検討して、利用者・家族に詳細を説明し、また常に観察・再評価を重ね、必要最低限の拘束（または拘束の解除）となるようチームで熟慮し続けなければなりません。

　日本看護倫理学会は、2015（平成27）年に「身体拘束予防ガイドライン」を公表しました。これは、身体拘束をなくすことを目指し、臨床現場で看護職が身体拘束について悩み迷ったときに、どのように考え、どう行動すべきかを示したものです。このガイドラインに記されているとおり、あらゆる臨床現場において、看護職には倫理的問題に取り組み、対象者の権利擁護者としての役割を果たしていくことが求められます。

5. 転倒による事故と過誤

　援助者側の価値観を優先した転倒予防対策は、高齢者の自発的な行動の阻害、ひいては不必要な身体拘束を招くなど、高齢者の権利を脅かすことがあるため、留意が必要だと述べてきました。しかし、施設に入居中の高齢者が転倒したことで訴訟となり、施設側の過誤として管理責任を求める判決が下った事例は多くあります。したがって、援助者（ないし施設）は、倫理原則と法において、高齢者の権利を守りながらも、高齢者を事故に遭わせないよう配慮しなければならない義務を担っています。具体的にどのような義務があるかは、職種によって異なりますが、義務を怠る場合、つまり法的に過失が認められる場合には法的責任を負うことになります[7]。

　実際に、2011（平成23）年に特別養護老人ホームで起きた夜間の転倒に関する訴訟例を紹介します。短期入居中の男性・79歳が深夜にトイレに行こうとして転倒、死亡したケース（大阪地裁：2017〔平成29〕年2月判決）です。直前に転倒歴があったことや、パーキンソン症候群の影響でふらつきによる転倒の危険性が高いことから転倒を予測できたにもかかわらず職員の声かけが不十分であったとして、施設側の過失を認める判決が下されました[8]。法的責任の基礎となる過失は、結果の予見と回避の義務を怠ったことでした。援助者それぞれが、転倒に関する予見と回避をしっかり行った上で転倒予防対策を講じ、法的リスク（リーガルリスク）を軽減、つまりリーガルリスク・マネジメントを行う必要があります。

　病院・施設によっては、看護職が患者・利用者へ直接的に日常生活における援助を提供しない場合もあります。特に、施設においては看護職が夜間不在の所も多いです。各職員が転倒を予見し回避するための援助を提供していけるよう、看護職には、患者・利用者の身体・認知・精神機能など包括的なアセスメントを行い、疾患や障害、服薬による日常生活への影響から予測できるリスクやケアにおける注意点等を明らかにし、他職種へ共有することが求められます。

引用文献
1) 鈴木隆雄（2006）：エビデンスに基づく高齢期の転倒予防戦略, 日本整形外科学会誌, Vol. 80, No. 2, p. 209-216.
2) 河野禎之, 山中克夫（2012）：施設入所高齢者における転倒・転落事故の発生状況に関する調査研究, 老年社会学, Vol. 34, No. 1, p. 3-15.
3) 遠藤勇志, 久保晃（2017）：介護老人保健施設入所高齢者の3年間の転倒・転落実態, 理学療法科学, Vol. 32, No. 1, p. 45-49.
4) 泉キヨ子, 平松知子, 加藤真由美, ほか（2003）：入院高齢者の転倒予測に関する改訂版アセスメントツールの評価, 金沢大学つるま保健学会誌, Vol. 27, No. 1, p. 95-103.
5) 日本転倒予防学会（2020）：転倒・転落アセスメントツールに関する提言, p. 1. http://www.

tentouyobou.jp/content/files/risuk%20assessment/20200725%20teigen%20risk%20
assessment.pdf

6）厚生労働省「身体拘束ゼロ作戦推進会議」（2001）：身体拘束ゼロへの手引き　高齢者ケアに関わるす
べての人に，p. 22.

7）箕岡真子，稲葉一人（2019）：ケースから学ぶ　高齢者ケアにおける介護倫理 第 2 版，p. 66，医歯薬
出版.

8）前掲 7），p. 75.

参考文献

・日本老年医学会，全国老人保健施設協会（2021）：介護施設内での転倒に関するステートメント.
https://www.jpn-geriat-soc.or.jp/info/important_info/pdf/20210611_01_01.pdf

・日本看護倫理学会臨床倫理ガイドライン検討委員会（2015）：身体拘束予防ガイドライン. http://jnea.
net/pdf/guideline_shintai_2015.pdf

6 急性期病院と連携して心不全患者のせん妄の遷延を防ぐ

早い気づきと対応が求められるせん妄

　皆さんは患者・利用者の様子がいつもと違う、ぼんやりしている、表情が硬い、急に易怒的になって「家に帰る」と言っている、このようなときどのように対応されますか？もしこれらがせん妄の症状であった場合、対応を急がなければならない身体の異変が隠れていて、適切に対応しないと手遅れになるかもしれません。

　せん妄は認知症と間違われやすいですが、脳の病気である認知症とは根本的に異なる身体の病気です。せん妄により興奮状態となると、安静を守れず、点滴やチューブ類を抜いてしまい治療が難しくなったり、注意力・思考力の低下から意思決定能力が損なわれていると周囲が認識し、本人の意思を確認せずに治療・ケア等の方針が決められてしまうといった倫理的な問題が生じたりすることもあります。特に夜間に興奮状態となることが多く、職員の人手が少ない中での対応に苦慮している人もいるのではないでしょうか。せん妄は、本人にとっても家族にとってもつらく、不安を与えます。そのため、看護師にはせん妄のサインに早く気がつき対応していくことが求められます。

1 事例概要

1) いつもと違う様子から急変し緊急入院

　Gさん（97歳・女性）は孫と同居していましたが、1年ほど前、腰椎の圧迫骨折で歩行が困難となり、特別養護老人ホーム（以下：特養）に入居しました。Gさんには、心不全、骨粗鬆症、過活動膀胱、高血圧、認知症（進行度は重度）があります。

　Gさんは車いすを使用し自走可能で、食事は軟採食を自立して摂取しています。リハビリパンツを着用し、頻尿で昼間は1〜2時間ごとに、夜間も何度か覚醒しトイレに行きました。また、簡単な意思表示や応答はできますが、複雑な説明の理解は難しいようでした。若い頃は、喫茶店を営み、人と話すことが好きで世話好きな人だったそうで、日中は、車いすに座ってデイルームでほかの利用者と話して過ごすことが多く、15時に好物のドーナツを食べるのが日課となっていました。

１カ月前より表情に活気がなく、ぼんやりしていることが多くなり、30～40回／分の徐脈を認めました。また夜間に何度も職員を呼び、昼間よりも活発な様子が見受けられましたが、以前から頻尿で何度か覚醒していたため、職員は気に留めず、トイレに誘導しベッドへ促す対応を行っていました。

　さらに１カ月後のある日、意識消失発作を起こし、かかりつけ医を受診して急性期病院に緊急入院となりました。特養の看護師は看護サマリーを病院に持参し、入居中の生活状況と病状の経過を申し送りました。その日の夕方、病院で説明を受けた孫から電話連絡があり、Ｇさんは完全房室ブロックによる心不全で、集中治療室で治療を受けていること、ペースメーカー造設の適応であるが、超高齢で認知症のため、手術中・術後の安静を保つのが難しく、手術は行わない方向であることが伝えられました。

2）病院との情報共有によりせん妄が改善、日常生活自立度を維持し退院

　Ｇさんが入院してから３日後、病院の看護師から、今後の方針について特養の職員を含めてカンファレンスを行いたいと電話連絡がありました。病院の看護師は、「Ｇさんは入院当日、『お世話になります』と落ち着いていたが、昨夜から『私に死ねっていうんですね。どこかへ行ってください！』と強い口調で繰り返し、酸素吸入のチューブや心電図モニターの配線を外し、点滴や服薬、食事も拒否するようになり、ずっとお経を口ずさんでいた」と話しました。病院ではこれらの症状からせん妄と診断し、せん妄の原因の１つであるストレスを軽減するため、拘束感の強い集中治療室から一般病棟に移してＧさんの嫌がる処置や治療等は無理強いしないことにしました。また、特養の看護サマリーにＧさんは人との会話を楽しみながら生活してきた様子が記載されていたため、病院の看護師はＧさんへ積極的に声かけし、食事や排泄などの日常生活動作も特養での生活に近づけるようにケアを提供していました。

　その翌日、特養の看護師・生活相談員は、主治医・病院の看護師・孫とのカンファレンスに同席しました。主治医・病院の看護師から、Ｇさんの様子について、特養の看護サマリーから共有した情報に基づいた日常生活援助やＧさんの希望に沿ったかかわりにより、せん妄の症状は落ち着き、食事も少しずつ摂取できるようになったこと、またＧさんに治療を受けてもらうのはデメリットのほうが大きいことの説明がありました。これに対して特養の看護師・生活相談員は、「入院と治療は認知症のあるＧさんにとってストレスが大きいため、当施設での看取りを見据えてＧさんが穏やかに過ごせるように手伝いたい」と話しました。孫も「祖母は『もう何も悔いはない。最期は好きなよう

に過ごしたい』と言っていたため、病院で治療を受けるよりも特養に帰らせてあげたい」と話しました。

　Gさんは入院から9日後、入院前の日常生活自立度を維持したまま、特養に戻ってきました。車いすも自走でき、入院前より少し表情に活気が戻っているようにみえました。

2 アセスメント

1) Gさんのせん妄の出現時期と要因

　Gさんは入院の1カ月前から日中は表情に活気がなくぼんやりしていた一方、夜間は活発な様子がみられ覚醒する回数も増えていました。その時点で心不全が悪化しており、せん妄症状が出現していた可能性が考えられました。せん妄を疑う症状として、意識が混濁してぼーっとしている、興奮状態もしくは活動性が低下している、記憶や見当識に障害がみられるなどが挙げられます。これらの症状が数時間から数日（数週間単位）で急激に発症し、1日のうちでも症状の変動がみられ、特に夕方から夜間にかけて興奮状態となるのが特徴です。せん妄の診断基準やスクリーニングツールを使用しアセスメントできます（「7. 解説」で後述）。せん妄の症状の1つに記憶や見当識の障害があるため、認知症と混同されることがありますが、まったく別のものです。

　せん妄の要因は準備因子（年齢、脳血管障害、認知症など）・直接因子（薬剤、手術、電解質異常など）・誘発因子（疼痛、睡眠障害、緊急入院など）の3つに分類されます。Gさんのせん妄の要因をアセスメントすると、準備因子として超高齢、認知症が、直接因子として低酸素、電解質異常が、誘発因子として睡眠障害などが考えられました。

2) 退院後に重要なGさんへの支援

　施設から利用者が入院する際は、環境が変わっても同じ生活を維持できるように、食事形態や排泄状況、移動の方法、日課、睡眠状況など施設でその人がどのように生活してきたのかを病院と情報共有する必要があります。Gさんの入院当日に特養の看護師が看護サマリーを持参し、生活状況と病状の経過を伝えられたのは、病院でのせん妄ケアにおいて効果的でした。また、早期にカンファレンスが開催され、Gさんの家族も含め病院・特養の多職種でGさんの情報や意思を共有し、今後の治療・ケアの方向性についてコンセンサスを得られたため、Gさんは日常生活自立度を維持したまま、早期に退院できました。

　Gさんは重症不整脈と心不全の状態でしたが、内服による対症療法のみで

退院したため、今後、心不全の増悪や意識消失発作の発症などの可能性があります。また、超高齢、認知症、せん妄の既往があることからせん妄発症のハイリスク状態であり、せん妄の予防対策が欠かせませんでした。Gさんの「最期は好きなように過ごしたい」という意思をくみとりながら支援していくのはもちろん、病状悪化の徴候がせん妄として出現する場合もあるため、そのサインを見逃さないように看護師・介護職でGさんの身体状態やちょっとした変化の共有が重要だと考えました。

　冒頭にも触れましたが、せん妄では、睡眠と覚醒のリズムが乱れ、夜間に過活動となることが少なくありません。しかし睡眠障害に対して安易に薬剤を使用すると、せん妄の悪化、過鎮静（か ちんせい）、転倒などを招く恐れもあります。高齢者のこれまでの生活に目を向けながら生活環境・リズムを整えていくことが結果的には夜間の自然な睡眠へとつながります。

3　目　標

　下記3点を目標としました。
①夜間自然な睡眠がとれるようGさんの希望に沿った生活環境を整え、せん妄を予防する
②心不全を悪化させないよう支援し、また悪化の徴候を見逃さない
③Gさんの意思をくみとり、その時々に応じたGさんにとって最善の対応を多職種で検討する

4　支援方法

1）自然な睡眠がとれるよう、Gさんの希望に沿った生活環境を整備

　Gさんの体調をみながら、食事やおやつはほかの利用者と一緒に食堂で会話をしながら食べるといった、Gさんが楽しんでいた日課が継続できるように支援しました。Gさんは風呂が好きなため、心負荷がかからないように配慮し、週1回のリフト浴も継続しました。

　せん妄の要因となる睡眠障害に対しては、睡眠・覚醒リズムを崩さず、夜間は十分な睡眠をとり日中は起きて穏やかに過ごせるよう、朝はGさんの部屋のカーテンを開けたり、窓の近くにGさんを連れて行ったりし、日時や外の様子について意図的に声かけをするようにしました。また、夜間の覚醒の原因である頻尿に対し、かかりつけ医に相談して、利尿剤の服薬時刻を夜から朝に

変更することにしました。夜間に覚醒した際は、睡眠を強要せず、Gさんの訴えを聞き、Gさんのペースに合わせて入眠を促すようにしました。便秘や口渇といった身体的不快もせん妄を助長する要因となるため、排便コントロールや水分摂取量を制限しすぎていないか確認・調整も行いました。

2) 心不全を悪化させないための支援

　心不全を悪化させないために、水分制限、塩分制限、処方された薬の服薬援助を行いました。

　また、浮腫や喘鳴、チアノーゼ、末梢の冷感といった身体症状や表情が硬い、イライラしていて攻撃的、ウトウトしていて返答が乏しい、幻視を訴えるなど、「Gさんの様子が何かいつもと違う」と感じたときは、せん妄の出現を疑い、心不全の悪化やそのほかの身体の異変のサインかもしれないととらえることを職員全員が共有し、よく観察するようにしました。

3) Gさんにとって最善の対応をそのつど検討

　せん妄を予防するために、Gさんの希望に沿った生活環境を整備していく上で、倫理的ジレンマが生じることが多々ありました。具体的には、Gさんが服薬を嫌がったり、心負荷のかかる動作（例えば長時間の入浴など）は希望するのに職員がすすめる活動に応じないといったことです。その際は、せん妄の徴候を観察しつつ、そのつど職員みんなで、何がGさんにとって最善なのかを考えケアを見直しました。

5 支援の結果

　Gさんは、食事摂取量が以前の半分以下になることが増え、体調によっては服薬も拒むようになりました。時間をおいて再度提案し、それでも応じない場合は無理強いせず内服しないときもあります。「最期は好きなように過ごしたい」というGさんの意思を尊重する方向性に基づいた対応を継続しています。

　Gさんは活気がなくぼんやりし、活動性も低下して、日課のおやつを食べずに臥床している時間も増えてきました。労作時は喘鳴が出現するものの、浮腫は軽度で顔色もよいため、看護師・介護職・かかりつけ医・孫で心不全の悪化やほかの身体の異変の徴候かもしれないことを共有しつつ経過をみています。また、水分制限により寝る前に水分を摂取し過ぎないようになったからか、夜間に頻尿で覚醒する回数は減り、十分睡眠がとれるようになったため、以前

より朝の表情がすっきりしています。

　毎日、朝は部屋のカーテンを開けて日光を浴びられるように環境を整え、挨拶とともに日時や外の様子を伝え、Gさんの体調をよく観察し、その時々のGさんの希望に沿って日常生活を支援することで、ひどく混乱するようなせん妄症状を起こすことなく、特養での療養を継続できています。

6　この事例を通して伝えたかったこと

　せん妄は急性で続発性の脳機能障害、さらにいうと意識障害です。続発性とは、ある事柄に引き続いて起こることで、せん妄には原因となる何らかの身体的疾患があります。「何か変？　いつもと違う？」という高齢者のせん妄のサインに気がつかないと、その要因となる身体の異変も見逃すことになり、対応が手遅れになるかもしれません。

　病状が悪化し緊急入院となると、高齢者にどういった影響があるでしょうか。必要な治療を受けることは誰にとっても当然の権利ですが、高齢者、特に認知症の人には、環境の変化や、痛み・安静を伴う治療・処置の継続が私たちの想像以上にストレスとなり、せん妄を増強させ、その結果、廃用症候群をもたらし、寝たきりや意思決定も困難な状況になる可能性があります。せん妄を予防する・悪化させないためには、環境が変わってもなるべくもとの生活が継続できるように、病院と施設が詳細な情報を共有することが欠かせません。また、高齢者のこれまでの生活に目を向け生活環境・リズムを整え、夜間の自然な睡眠がとれるようにケアを行うこともとても重要です。高齢者にかかわるすべての看護師がせん妄に関する正しい知識を得て対応できれば、せん妄によって高齢者の予後が左右されることなく、生活の質を維持・向上できると考えます。

7　解　説

1）せん妄のスクリーニングツール

　図Ⅲ-6-1はせん妄のスクリーニングツールです[1]。看護用に作成されたもので、活用しやすいでしょう。

2）せん妄と認知症の違い

　前述した通り、せん妄には記憶や見当識に障害がみられる等、認知症と同様の症状もあるため、間違われやすいです。しかし、認知症とは異なる特徴があります。表Ⅲ-6-1にはアルツハイマー型認知症と比較した症状の違いを示し

1. 最初に「A. 意識・覚醒・環境認識のレベル」について、上から下へ「①ある②なし」について全ての項目を評価する
2. 次にもしA列において、ひとつでも「①ある」と評価された場合「B. 認知の変化」について全ての項目を評価する
3. 次にもしB列において、ひとつでも「①ある」と評価された場合「C. 症状の変動」について全ての項目を評価する
4. 「C. 症状の変動」のいずれかの項目で「①ある」と評価された場合は「せん妄の可能性あり」直ちにコンサルトする
*注：このツールは患者面接や病歴聴取、看護記録さらに家族情報等によって得られる全情報を用いて評価する。
　さらにせん妄の症状は、一日のうちでも変動するため、DSTは少なくとも24時間を振り返って評価する。

A. 意識・覚醒・環境認識のレベル

現実感覚
夢と現実の区別がつかなかったり、例えばごみ箱がトイレに、寝具や点滴の瓶がほかのものに、さらに天井のシミが虫に見えたりなど
①ある②なし

活動性の低下
話しかけても反応しなかったり、会話や人とのやりとりが億劫そうに見えたり、視線を避けようとしたりする。一見するとうつ状態のようにみえる
①ある②なし

興奮
そわそわして落ち着きがなかったり、不安な表情を示したりする。あるいは点滴を抜いてしまったり、興奮し、暴力を振るったりする。ときに、鎮静処置を必要とすることがある
①ある②なし

気分の変動
涙もろかったり、怒りっぽかったり、焦りやすかったり、あるいは実際に泣いたり怒ったりするなど感情が不安定である
①ある②なし

睡眠覚醒のリズム
日中の居眠りと夜間の睡眠障害等により昼夜が逆転していたり、あるいは一日中明らかな傾眠状態であり、話しかけてもうとうとしていたりする
①ある②なし

妄想
最近新たに始った妄想（偏った考えを固く信じている状態）がある。例えば、家族や看護師がいじめる、医者に殺されるなどと言ったりする
①ある②なし

幻覚
幻覚がある。現実にはない声や音が聞こえる。実在しないものが見える。現実的にはありえない、味や臭いを訴える（口がいつも苦い、しぶい、嫌な臭いがするなど）。体に虫がはっているなどと言ったりする
①ある②なし

B. 認知の変化

見当識障害
見当識（時間・場所・人物などに関する認識障害）がある。例えば昼なのに夜だと思ったり、病院にいるのに自分の家だというなど、自分がどこにいるのかわからなくなったり、看護スタッフを孫だというなど身近な人の区別がつかなかったりするなど
①ある②なし

記憶障害
最近急激に始まった記憶の障害がある。例えば過去の出来事を思い出せない。さっき起こったことも忘れるなど
①ある②なし

C. 症状の変動

現在の精神症状の発症のパターン
現在ある精神症状は、数日から数週間前に、急激に始まった。あるいは急激に変化した
①ある②なし

症状の変動性
現在の精神症状は、一日のうちでも出たり引っ込んだりする。例えば昼ごろは精神症状や問題行動もなく過ごすが、夕方から夜間にかけて悪化するなど
①ある②なし

せん妄の可能性あり

図III-6-1　**せん妄のスクリーニングツール**

[町田いづみ，上出晴奈，岸泰宏，ほか（2002）：看護スタッフ用せん妄評価スケール（DRS-J）の作成，総合病院精神医学，Vol. 14, No. 1, p. 1-8.]

ます[2]。せん妄は急激に発症すること、意識障害がみられること、症状が変動することなどが特徴で、認知症とは区別されます。

3）せん妄の原因となる因子

　せん妄の原因は表III-6-2のとおり、準備因子・直接因子・誘発因子の3つに分類されます[3]。せん妄は急に出現しますが、多くの場合、その原因を突き止め、対処できれば治癒します。せん妄を疑う際は、まずはその原因の特定を急ぎましょう。

表Ⅲ-6-1　せん妄とアルツハイマー型認知症の違い

臨床徴候	せん妄	アルツハイマー型認知症
発症の様式	急激（数時間から数日）	潜在性（数カ月から数年）
初発症状	注意集中困難や意識障害	記憶障害（近時記憶障害）
経過と持続	動揺性（数日から数週間続く）	慢性進行性（年単位）
注意	障害される	通常正常である
覚醒水準	動揺する	正常
思考内容	通常豊か（しかし無秩序）	不毛である
脳波	異常（広汎性徐波化）	正常、軽度異常（軽い徐波化）

［一瀬邦弘, 太田喜久子, 堀川直史監修（2002）：せん妄　すぐに見つけて！　すぐに対応！, p.8-12, 照林社. より一部改変］

表Ⅲ-6-2　せん妄の原因となる因子

準備因子	□70歳以上★　□認知症★　□頭部疾患の既往★ □アルコール多飲（毎日、日本酒換算で2合／日以上）★
直接因子	□脳機能への直接障害（脳卒中、外傷、脳転移、がん性髄膜炎） □手術（特に侵襲の高い手術★） □電解質異常（脱水、高Ca血症、低Na血症） □代謝性障害（低血糖、肝性脳症、ビタミンB群欠乏） □内分泌疾患（甲状腺機能低下症、副甲状腺機能異常、副腎不全、下垂体機能低下） □発熱を伴う感染症（呼吸器系、尿路感染症） □循環障害（貧血、低酸素血症、心不全） □薬剤★（ベンゾジアゼピン系薬剤：抗不安薬、睡眠導入剤、オピオイド、ステロイド、抗コリン薬、抗ヒスタミン薬など）
誘発因子	□コントロールされていない身体症状：疼痛★、呼吸困難、排尿障害、便秘、発熱、倦怠感 □睡眠障害★　□昼夜逆転　□睡眠を妨げる夜間の処置 □不安・恐怖・緊張　□難聴・視覚障害　□身体拘束★ □治療のための強制安静臥床★　□絶食　□緊急入院★　□多数のルート類★

※★はせん妄の発症リスクが高い項目
［田中久美編（2016）：一般病棟における認知症高齢者へのケア, 看護技術, Vol.62, No.5, p.470.］

引用文献

1）町田いづみ, 上出晴奈, 岸泰宏, ほか（2002）：看護スタッフ用せん妄評価スケール（DRS-J）の作成, 総合病院精神医学, Vol.14, No.1, p.1-8.

2）一瀬邦弘, 太田喜久子, 堀川直史監修（2002）：せん妄　すぐに見つけて！　すぐに対応！, p.8-12, 照林社.

3）田中久美編（2016）：一般病棟における認知症高齢者へのケア, 看護技術, Vol.62, No.5, p.470.

NOTE

「せん妄ハイリスク患者ケア加算」の意義

　2020（令和2）年度の診療報酬改定により、「せん妄ハイリスク患者ケア加算」が新設されました。一般病棟入院基本料などを算定する病棟において、入院早期にせん妄のリスク因子を確認し、ハイリスク患者に対して非薬物療法を中心とした対策を行い、定期的な評価を行うことで100点（入院中1回）が算定できます。

　せん妄による死亡率の上昇や転倒・転落、治療に必要なチューブ類の抜去などさまざまな有害事象の発生が指摘されています。急性期病院でせん妄を予防するための取り組みが求められるのはいうまでもありませんが、高齢者が生活するあらゆる場でケアに当たるすべての専門職がせん妄に対して、正確な知識を持ち、予防的にかかわることが必要です。

参考文献

・厚生労働省保険局医療課（2020）：令和2年度診療報酬改定の概要（入院医療）. https://www.mhlw.go.jp/content/12400000/000691039.pdf

思い込みで判断せずに暴言・暴力の背景をアセスメントし対応する

多くの場合、医療者側の理解不足や思い込みで起こる暴言・暴力

筆者は認知症治療病棟と一般精神科病棟（主に認知症高齢者を対象）をもつ病院に勤務していた当時、患者が周囲の人に暴言を吐く、暴力をふるうといった理由から、医療者側が診療・療養の継続が困難と感じる事例に遭遇する中で、医療者側の理解不足や思い込みが、患者の暴言・暴力を引き起こしていると思われる事例が多いことに気づかされました。患者と医療者の気持ちのすれ違いから発生する患者による暴言・暴力は、適切に対応すれば軽減でき、患者は心穏やかに療養生活を継続し、医療者は患者の望む医療の提供が可能になると考えます。これは施設でも同様です。

暴言・暴力の原因と対応例

日本看護協会は、医療現場で患者からの暴力が起こる背景にはさまざまな要因があり、「元々悪意がなくても、待ち時間が長くなったことや職員の対応に対しての不満、また疾患への不安などが『怒り』として表出される」としています。また、暴力を受けた職員については、「『病気だから仕方がない』など一過性のものとして報告しなかったり、『自分の対応が悪かったのではないか』と自分を責めたりするなど、職員個人の問題として見過

表Ⅲ-7-1　院内暴力のレベルと対応策の例

レベル	内容	対応
レベルⅠ	暴言・ハラスメント	・怯えず、毅然と対応する ・距離を取る
レベルⅡ	脅迫・暴力行為・器物破損	・レベルⅠと同様の対応 ・応援要請する（院内緊急コール） ・危険なものは遠ざけておく
レベルⅢ	1週間以内の治療を要する傷害	・「助けて」と応援を呼ぶ ・応援要請する（院内緊急コール） ・可能な限り警察に通報 ・被害者はカルテを作成し、診察を受ける
レベルⅣ	1週間以上の治療を要し、重大な後遺症が残る傷害	・「助けて」と応援を呼ぶ ・応援要請する（院内緊急コール） ・被害者は逃げられる場所に逃げる ・警察に通報する
レベルⅤ	傷害が原因で生死に関わる暴力	・警察に通報し、出来るだけ多くの応援要請する（院内緊急コール） ・被害者の応急処置をする ・他の患者や職員への安全に配慮する ・逃げ道を確保する ・加害者の通路を遮断する

[東京都病院協会（2008）：目で見る院内暴力対策. を参考に作成]

ごしてしまうことも多いのでは」と指摘し、医療者としてはある程度、受け入れなければならない場合もあることを示唆しつつも、暴力行為に限らず、不当な嫌がらせやセクシャルハラスメントを受けた際は、「毅然とした対応が求められる」としています。さらに、医療現場における患者からの暴力に対する対策を立てておく重要性も示しています[1]。なお、表III-7-1は東京都病院協会が提示した対応策の例です。

　一般的な暴言・暴力には、乱暴で無礼な言葉や力ずくの行為で相手の意見や行為を捻じ伏せようという意図を感じます。しかし、高齢者、特に認知症の患者・利用者の暴言・暴力は、触られたくないなどの抵抗だったり、自分を理解してもらえない・家族と引き離された不安による心の叫びだったりすることを理解しておかなければなりません。

暴言・暴力に発展しやすい夜間

　病院でも施設でも、特に夜間は職員数が減ってマンパワー不足となるのが患者・利用者の暴言・暴力の誘因となるでしょう。日中であれば多くの職員の目があり手があるため、患者・利用者をよく観察し未然に防止できたり、患者・利用者の個々に合わせた要望にタイムリーに対応できたりしますが、夜間はそれらが難しくなる上、一人ひとりに対応できる時間が日中よりも限られるためケアの質も低下します。患者・利用者は十分に対応してもらえないと感じ、いら立ちや不安感が増強しやすい状態となり、暴言・暴力に発展しやすくなると考えます。

　また、「夜は寝るべき」「夜に患者・利用者が起きて歩くのはだめ」といった職員が自分たちの思い込み・価値観で、覚醒した患者・利用者に「まだ夜だから寝ていて」と寝ることを押しつける発言・行動をし、患者・利用者の怒りを惹起させてしまう場合もあるでしょう。さらに、せっかく患者・利用者が熟睡しているにもかかわらず、職員が定時的なケア（おむつ交換など）を行い、患者・利用者が眠りを中断させられ、突然触れられることに驚き、「何をするのだ！」と職員の手を振り払ったり、逃げようとして上げた足が職員に当たったりすることがあります。これらの行為を職員が暴力と認識し報告する場合もあるのです。

暴言・暴力の理由をアセスメントする重要性

　筆者が勤務する病院の地域連携室には、他院や施設から「患者・利用者の暴言・暴力がひどい」という相談事案が多くきます。その中には、患者・利用者はそのつもりではなくても、周囲の人が暴言・暴力だと認識し、「暴力的な人」とレッテルを貼ってしまっているのではと推測される事例もあります。もちろん、常に暴力的な言動をする人（もともとの性格）も一定数は存在します。しかし、多くの場合、患者・利用者は積極的に暴力的な言動をしようとは思っていません。一度、暴力的な人とレッテルを貼ってしまうと、患者・利用者の本当の心の叫びがみえなくなります。

患者・利用者は結果として暴言・暴力といった行動をとってしまっているだけで、その原因はほとんどの場合、患者・利用者の言動に対する職員の勘違いや、職員の状況判断・ケア方法の間違いなどです。患者・利用者からの暴言・暴力について検討する際は、まず「自分たちの対応は間違っていなかったか」「患者・利用者の暴言・暴力には何か理由が隠されているのではないか」とアセスメントすることが重要です。それが結果的に患者・利用者の心の叫びに寄り添うことになります。患者・利用者の気持ちをどこまで理解しようとしているかが、暴言・暴力の軽減につながります。また、暴言・暴力の理由を突き止めた際には、それをケアにかかわるすべての職員が認識し、対応しなければなりません。

　本稿では、明らかな暴力行為により他患者が外傷を受けた事例と、暴言・暴力により在宅での介護が限界となり当院に入院した事例から暴言・暴力への適切な対応について、ナイトケアの視点を含めて考えます。

1 事例概要——事例Ⅰ

　Hさん（80代・男性）は、10年前に脳梗塞を発症してから家族への暴力行為が多くなり、自宅での介護が困難となって、当院に入院となりました。脳梗塞の後遺症で、自立歩行は不自由でしたが、杖を使っての歩行は可能で病棟内を自由に歩き回って過ごしていました。

　ある日、Hさんの病室に認知症により喚声の症状がひどいⅠさん（80代・男性）が入院してきました。すると、Hさんは「うるさい」「出て行け」などⅠさんに対して拳を振り上げる、体を押すなどの行動が見られるようになりました。数日後の夜、「助けてください」という叫び声がHさんとⅠさんの部屋から聞こえ、看護師が訪室すると、Hさんが杖でⅠさんを叩いていました。Ⅰさんは左手を骨折しました。

2 アセスメント——事例Ⅰ

　Hさんは、脳梗塞の後遺症で体が思うように動かせず、また思ったことをスムーズに言葉にできませんでした。脳梗塞では感情失禁（感情の調整がうまくできない）を呈する場合も多いです。Hさんは、自分の意思を周囲にうまく伝えられず理解を得られないことで、いら立ちや不満が募りやすく、その感情が抑えられなくなると暴力的な行動をとってしまう状態にあったと考えられました。

そのような状態のHさんは喚声の症状がひどいIさんと同室になり、Iさんの入院当初から暴言を吐いていたことから、喚声に悩まされ、不満が溜まっていたのでしょう。夜間で眠りたいのにIさんの喚声によって眠れず、「うるさい」と言ってもやめないIさんに対して、怒りの感情がついに抑えられなくなり暴力に発展してしまったと推測しました。日ごろからHさんの希望や不満を職員がくみとり共有できていれば、Iさんの入院時に部屋の調整ができたと考えます。

なお、Hさんは杖歩行であればトイレなど行きたい場所に行くことが可能だったため、歩行能力を保持させる目的から杖の使用を許可していました。

3 支援方法──事例Ⅰ

Iさんが同室になる前のHさんは、少し怒りっぽい性格というだけで特に暴力的な行動はなかったため、病室の変更を行いました。Hさんのいら立ちが落ち着くよう、ナースステーションやデイルームから離れた静かな個室に移しました。また、食事をする際の食堂の席もIさんから離れた位置に変更しました。

一部の職員からは、Hさんから杖を預かったほうがよいのではという意見もありましたが、歩行能力の低下を懸念し、様子を見ることにしました。傷害を負ったIさんの家族には事情を説明し、骨折が完治するまで当院で責任をもって治療する旨を連絡しました。

4 支援の結果──事例Ⅰ

病室や食堂の席をIさんから離したことで、Hさんのいら立つは落ち着きました。喚声を上げる患者はIさんのほかにも複数いるため、ときに「うるさい」と怒ることもありますが、職員が早めにそばに寄って理由を説明し、「あなたがいら立っているのを理解しているよ」と伝え共感を示すと、Hさんはすぐに落ち着きを取り戻せています。

杖については、他患者に対して振り上げる場面がしばしば目撃されたため、歩行器に変更しました。歩行能力は維持しています。

5 事例概要──事例Ⅱ

Jさん（70代・女性）は、14年前に左半身の筋固縮・無動を伴うパーキン

ソン病認知症と診断され、下肢痛・腰痛を抱えていました。その後、せん妄も発症し、複数の医療機関の外来を転々とし治療とリハビリテーション受けていました。1年前に症状が悪化しK病院に入院しましたが、遷延する下肢痛・腰痛によってせん妄症状は強くなり、被害妄想が出現・増悪し、入院当初から医療行為や服薬、食事を拒否しました。K病院とJさんの息子で相談し、入院継続は困難と判断して自宅に退院しました。

　住み慣れた自宅に帰ってからもJさんの暴言や服薬拒否などは収まらず、昼夜問わず大声を出す、同居していた息子に対し「偽者！」と言って話を聞かない、利用していた訪問看護師や介護職と息子が話していると「みんなでコソコソ相談して自分をどうにかしようとしている」と叫ぶ、薬を変更すると「私の知っている薬と違う」と言って吐き出す、といった行為が続きました。息子とケアマネジャー、訪問看護ステーション、訪問介護事業所は「在宅での介護は限界」と判断し、Jさんは当院に入院となりました。

6 アセスメント──事例Ⅱ

　Jさんは、10数年にわたりパーキンソン病に伴う下肢痛・腰痛を抱えていました。どの病院に行っても疼痛が改善しないことで、徐々に医療者に不信感を抱くようになったのではないかと推察できました。Jさんは結果をすぐに求める性格で、一向に痛みが改善しないのにいら立ちや不安を覚え、複数の医療機関を転々とすることになったと考えられました。入院したK病院で、自分の痛みを理解してくれないというJさんの訴えが医療者に「被害妄想」ととらえられ、これまで薬を飲んでも効果がなかったため「拒薬」した結果、「服薬拒否する困った人」とレッテルを貼られてしまったのでしょう。

　Jさんは複数の医療機関から見放され、さらに自宅でも、息子に対して「偽者」と叫び話を聞かないと「理解力の低下」と判断され、訪問看護師・介護職と息子がコソコソ相談している様子を見て「自分をどうにかしようとしている」と発言すると「被害妄想」ととらえられてしまったのだと思います。その結果、Jさんと息子との関係性も悪化してしまいました。

　痛みに効かないと思っている薬や、これまで飲んだことのない新しい薬を説明もなしに無理に飲ませようとする周囲への不信感から拒薬し、鎮痛薬が正しく服用できず下肢痛・腰痛が改善されなかったこと、持続する身体的な痛みがストレスや不安となって心理的な痛みにつながっていたにもかかわらず、それを周囲が理解し寄り添っていなかったことが、Jさんの（援助者側にとって困る）行動を助長させたと考えました。

7 支援方法——事例 Ⅱ

1) 入院時の状態

　Jさんは入院時、大声で「だまされて連れて来られた」「殺される」などと叫び、外来の医師や看護師の手を振り払うなどの行動がありました。病棟の看護師は、下肢痛・腰痛が改善されていないことを推測し、それらの除痛のためにベッドにエアマットを敷き、そこにJさんを寝かせ精神状態が落ち着くのを待ちました。

　しかし、Jさんは「家に帰る」と言って暴れ、ベッドから何度も転落しかけました。夜間はせん妄により、特に興奮状態がみられ、なるべく職員がJさんのそばに行き、手をさするなどして落ち着くように見守りました。

2) 環境に慣れる・職員を信頼してもらう・睡眠をとるための支援

　Jさんの症状緩和には、「環境に慣れる」「職員を信頼してもらう」「鎮痛薬を服用し身体疼痛が緩和され、夜間に十分な睡眠をとる」ことが重要でした。当院の環境に慣れてもらうため、入院の翌日、認知症のリハビリテーションの1つとして実施している「コーヒー療法」に参加してもらいました。コーヒー療法では、職員が豆を挽いてお湯を注ぐという丁寧にコーヒーをいれる様子を患者に見てもらい、ほかの患者や職員とともにコーヒーを飲みながら会話を楽しんでもらいます。嗅覚・視覚など五感への働きかけによって心身機能の維持や精神状態の落ち着きを図っているのです。Jさんにも豆の香りを嗅いでもらい、ほかの患者が飲んでいるところを見せ、コーヒーの安全性やほかの患者と職員との信頼関係をアピールしたところ、「飲んでみたい」と興味をもってくれました。砂糖とミルクで味つけしたコーヒーを提供すると、「こんなにおいしい物を初めて飲んだ」と笑顔が見られました。

　Jさんは、了解を得ないまま急に浴室に連れて行くと、入浴拒否や職員を叩くなどの行為がありました。そこで、次に何をするのかをゆっくりわかりやすく説明し、Jさんが了解してから行動に移すという介入方法を職員全員で共有し統一したケアを提供するようにしました。また、夜間はせん妄に伴い、特に興奮状態が強くなりますが、職員がJさんのそばにずっといることはできないため、手が空いた職員ができるだけ訪室し、Jさんの話を聞いて症状が落ち着くよう努めました。

8 支援の結果——事例Ⅱ

コーヒー療法に参加した後、環境に慣れてきたところで、「鎮痛薬も服用してみませんか？」とすすめると何の抵抗もなく服用してくれました。Ｊさんは鎮痛薬の効果を実感すると、その後も継続して服用できるようになり、下肢痛・腰痛の改善がみられました。また、「おいしい飲み物を提供してくれる」「身体の痛みを治す薬をくれる」という認識を持ってくれたことから職員を信頼し、鎮痛薬だけでなくほかの薬の服用も可能になりました。適切な薬の服用により、夜間の興奮状態は徐々に落ち着き、十分睡眠がとれるようになりました。Ｊさんの了解を得た上でケアを行っていたことも、職員への信頼につながり、ケアを嫌がる言動もなくなりました。

Ｊさんは、以前より下肢痛・腰痛で歩く機会が減って筋力が低下していたため、自立時にふらつき、自力では短い距離しか歩行できませんでした。車いすの自走は可能で、昼間は病棟内を車いすで自由に移動し過ごすようになりました。窓の外が暗くなってくると、「家に帰りたい」「私はここに捨てられたのね」と話す姿がたびたび見られました。その後、Ｊさんの希望も踏まえ、息子と相談して介護老人保健施設に退院しました。

9 事例Ⅰ・Ⅱを通し伝えたかったこと

人は身体の不調等に対して、本来は自分でその原因を理解し、病院へ行く・薬を飲むなど適切に対処できます。しかし、高齢者は認知機能の低下や視力・聴力の衰えなどによって、自分で対処するのが難しくなります。周囲に助けを求めたくても言葉でうまく言い表せなかったり、周囲の人の話を正確に理解できなかったりし、身体の不調等が適切に対処されないまま持続すると、不安や不満など心理的な不調につながり、それが周囲への暴言・暴力となって表れてしまうことがあります。認知症の場合、基礎疾患の悪化が行動・心理症状（BPSD：Behavioral and Psychological Symptoms of Dementia）に影響するといわれています。また、疾患に限らず、例えば便秘であっても慢性化すると、不快感が興奮や不穏状態を引き起こし、暴言・暴力に発展する場合もあります。

Ｈさんの場合は、他患者の喚声に悩まされている状況を周囲の人にうまく伝えられない状態でした。また、周囲もＨさんがいら立っていることやその原因を理解しようとしなかった結果、Ｈさんは暴力的な行動をとってしまいました。Ｊさんの場合は、認知機能の低下があり、医療者や息子の説明を十分

に理解できていなかった可能性があります。自分の状況を把握できていないため、「無理に飲ませようとしてくる薬」に対しても疑いを持ち、鎮痛薬を服用せず、下肢痛・腰痛を長く抱えていました。改善しない痛みがさらに周囲への不信感を募らせるという悪循環に陥っていたと考えられます。医療者や息子は、Ｊさんの状態を「被害妄想」「拒薬」「暴言を吐く」ととらえ、Ｊさんが抱える苦痛の本質を置き去りにしていたと思われます。こういった不満や苦痛が夜間に暴言・暴力として現れやすいため、日中からの対応が欠かせません。

10　解　説

　イギリスの哲学者、フランシス・ベーコンが人間を惑わす思い込みとして「4つのイドラ」という概念を述べています。その1つ「洞窟のイドラ」とは、個人の思い込みのことで、人にはそれぞれ異なるバックボーンがあり、異なる経験によってさまざまな考え方が形成されているという考え方です。そのため、人はそれぞれ身につけた価値観・判断基準で物事を判断してしまいます。

　援助者が、患者・利用者の暴力的な行動の原因を考えなくなってしまうのは、自分たちの価値観・判断基準でこの人は「暴力的な人」と思い込み、決めつけてしまうからです。援助者は、患者・利用者を暴力的な人と認識した場合、その結論がどのような根拠から導き出されたものなのか、客観的な視点で考えなければなりません。

　また、患者だから利用者だから、「援助者側がすべてを我慢しなければいけない」という考え方も援助者側の思い込みです。理不尽な暴言・暴力により心身にダメージを伴うときは、相手が患者だから利用者だからにかかわらず、「叩かれて痛かった」「引っ掻かれて血が出た」と、相手に対し冷静に事実を伝えてよいのです。あなたがしたことで、私はこんな状況になって「悲しい」「つらい」と伝えると、患者・利用者の行動が変わることもしばしばあります。

　暴言により心は傷を負い、暴力により体は傷を負い、受けた側にとっては深刻な問題です。しかし周囲の職員に相談すると、「あなたの対応が悪かったのでは？」「誰でもそれくらい我慢している」などと言われる場合もよくあります。そのような職場では、暴言・暴力を受け悩む職員は誰にも相談できず一人で抱え込むようになってしまいます。患者・利用者からの暴言・暴力への対応で大切なのは、職員全員で暴言・暴力を受けた職員の気持ちを聞き、状況を認識し、「なぜ患者・利用者は暴力的な行動をとるのか」「自分たちの対応はどうだったのか」を話し合い、暴力的な言動をとった患者・利用者だけでなくそれを受けた職員個人を責めない組織文化を醸成することです。そして、患者・利用者の

気持ちをくみとって、職員全員が統一したケアを行っていくことが求められます。そのためには、管理者の考え方や資質が重要です。それについては、「Ⅳ-3-1　病院・施設における管理者に求められること」（p.144）で述べていますので参照してください。

引用文献

1）日本看護協会：医療現場での暴力対策. https://www.nurse.or.jp/nursing/shuroanzen/safety/violence/index.html

参考文献

・東京都病院協会（2008）：目で見る院内暴力対策.

8 夜間特有の環境と患者・利用者の抑えがたい気持ちを理解して離院・離設を防ぐ

いつものように心地よく眠るということ

　本事例では、離院・離設につながる夜間特有の環境と患者・利用者の抑えがたい気持ちへのケアについて考えます。夜間は静かな慣れ親しんだ環境で心穏やかに床につきたいものです。われわれの誰もが、「近所がうるさくて眠れない」「時計の秒針の音が気になる」「暑くて寝苦しい」「冷たい風が入って来て寒いから羽織る物がほしい」といった、ちょっとしたことに夜間の睡眠を妨げられた経験があるでしょう。よく眠れないと、「（仕事などに）集中できない」「なんだかイライラする」など、翌朝以降の生活に影響を及ぼしているはずです。自宅ではない環境だと寝つけない、休養感を得られない人もいるでしょう。旅行での宿泊は、ほとんどの場合、数日経てば自宅に戻りますが、病院への入院や施設への入居は、数日では自宅に戻れず、慣れ親しんだ環境とは異なる中で長期間過ごさなければなりません。

"変えられる" 睡眠環境

　自宅での夜間の環境は毎日一定で変化は少ないですが、病院・施設の夜間の環境は常に"変動する要因"があります。変動する要因とは、例えば、一緒に過ごす人物（同室の患者・利用者やケアを提供する職員等）、物音（ほかの患者・利用者・職員の動く音等）、温度（職員や同室の患者・利用者に合わせてエアコン温度設定が変わる等）などです。誰もが夜は落ち着いて眠りたいのに、患者・利用者は常に変動する要因がある環境の中で、夜間を過ごさなければなりません。看護職はこの変動を最小限に抑えるためのケアを、どうすれば提供できるか考える必要があります。

"当たり前" の夜間の環境を見直す

　残念ながら、病院・施設で働く多くの職員は、就業時間にとらわれ目の前の業務で手がいっぱいだったり、長期間の就労により特殊な夜間の環境に馴化していたりし、前述のような夜間特有の環境とそこから逃れたい患者・利用者の抑えがたい気持ちに気づけないことがあります。その結果、患者・利用者が離院・離設する事例は珍しくはありません。認知機能の低下の有無にかかわらず、離院・離設は生じます。離院・離設という結果は氷山の一角であり、その根底には何が潜在しているのでしょうか。ここでは、離院・離設を防ぐための看護管理や身体拘束（センサーマットの使用等）といった観点ではなく、離院・離設したい患者・利用者の不安や不快を緩和するための看護アプローチについて考えます。

1) Lさんの様子と看護師・介護職の対応

　Lさん（80代・女性、認知症自立度：該当なし、障害高齢者の日常生活自立度：A2）は、長年一人暮らしをしてきましたが腰椎圧迫骨折により急性期病院に入院しました。受傷部位は、外科的治療の適用にはならず、保存療法となりました。Lさんは、治療とリハビリテーションを受ける必要があり、主治医と家族で話し合い、別居の家族の判断で回復期リハビリテーション病院へ転院することになりました。この話し合いにLさんは参加していませんでした。

　転院後、Lさんは、4人部屋に入りました。同室者にはおむつ交換が必要な人、夜間に独語を発する人がいました。おむつ交換時には尿臭や便臭が生じ、職員が換気や消臭スプレーを使用していましたが、完全に消臭することはできていませんでした。また、Lさんは独語を発する同室者の声が気になりましたが、「静かにしてください」とは言えずにいました。

　Lさんは、もともとホテルで深夜までリネン交換や室内清掃の仕事をしていたため、夕方になると活動的になり、口癖のように「日が暮れてくると身体が動き始めるんだよね」と話していました。病院の消灯時間は21時30分でしたが、Lさんは、入院前の就寝時刻が深夜3時だったため、その習慣で消灯時間を過ぎてから身体を動かしたり、テレビ鑑賞したりするのが日課になっていました。看護師には「夜なので消灯して寝てください」とたびたび注意されました。日中にLさんがうたた寝していると、看護師から「夜眠れないのは、日中に寝ているからですよ」とも言われていました。

　Lさんは、離床時に硬性コルセットを装着し、移乗時には職員の介助を要しました。排泄時は、看護師にトイレまで付き添ってもらい、個室の中で排泄が終わるのを待たれました。また、床頭台の物をとるため少し体を動かそうとすると、介護職に「危ないですよ。何かあるときはナースコールで呼んでください。勝手に動かないでくださいね」と注意されました。さらに、朝8時に売店へ一人で買い物に行こうとすると、介護職に「なんで勝手に行こうとするのですか？　まだ一人では行ってはだめですよ。後で一緒にいきましょう」と言われ、その介護職が一緒に行ってくれたのは午後3時でした。

2) Lさんの訴え

　転院してからしばらく経ち、Lさんは、「なんで私はここにいるのかしら？」「どうしてここにいないといけないのですか？」「つらい、悲しい……。私は家族に見捨てられたのね」とつぶやくようになりました。ときには、看護師や介

護職に対し、「ここはホテルではないのはわかるけれど、尿臭や便臭、あの叫ぶ（独語を発する）人などどうにかならないのですか？」「この私の気持ちがわかりますか？　患者の思いをおもんばかるのが皆さんの仕事でしょ？」と語気を強めて話すこともありました。

　これについて、看護師や介護職は、「私たちにはLさんの安全を守る義務があるから仕方ないのに」「入院し治療しないと困るのに、なんて勝手なんだろう」という思いがこみ上げてくる一方で、「自宅のようには無理でも、Lさんが安楽に過ごせるようにどうにかしてあげられないだろうか」と葛藤していました。

　ある日の夜、職員が見回りしているとLさんが病室に見当たらず、手分けして探そうとしていたところ、警備員からLさんを玄関で発見したとの連絡がありました。Lさんに話を聞くと「ほうっておいてください。出ていくのも私の権利でしょ」と訴えました。

2　アセスメント

　Lさんに限らず、離院・離設につながる患者・利用者の抑えがたい気持ちを引き起こす要因にはどのようなものがあるのか、認知機能の低下を理由にその気持ちを見過ごしていないか、職員全員で話し合いました。その中で挙がったアセスメントすべき要因は表III-8-1のとおりです。これを踏まえ、Lさんについて、職員の言動も含めて振り返り、該当する要因に対応した改善点を検討しました。

①接遇の仕方：長年一人暮らしをして自分のことは自分でやってきた自律心の強いLさんが動こうとすると、「危ないですよ」ではなく、「動いてはダメ」と禁止や制止をしていた

②ベッドや棚などの位置：Lさんのできることは自分でしたい思いをくみとり、安全を考慮した上で自己動作の範囲を拡充するよう、ベッドの近くに棚を置いたり、固定式のテーブルを設置したりすることが可能であった

③同室者のポータブルトイレの使用やおむつ交換の実施、および④臭い：おむつ交換を行う必要のない自立度の高い患者と同室になるよう調整が可能であった

⑤温度：心地よいと思う室温に空調を設定、もしくは掛物で調整可能であった

⑥音：Lさんが独語を発する人の声を不快に感じていたことに気づき、部屋を調整する必要があった

⑦明るさ：消灯後は病室のドアを閉め、廊下の光が入らないようにするなど、Lさんの就寝を促す環境をつくる必要があった

表Ⅲ-8-1　離院・離設したい患者・利用者の抑えがたい気持ちを引き起こす要因

①接遇の仕方（表情、身だしなみ、視線、言葉づかい、呼称、声のトーン、入室時の声かけ、羞恥心への配慮、約束の仕方）
②ベッドや棚などの位置
③同室者のポータブルトイレの使用やおむつ交換の実施
④臭い（排泄に伴う臭い、異臭）
⑤温度（暑さ、寒さ）
⑥音（ワゴンの回転音や足音、職員の話し声、同室者の声や寝息など）
⑦明るさ（電球の色、廊下から差し込む明かり）
⑧トイレでの見守りの仕方
⑨入院入所時の意思決定プロセス（説明の仕方）
⑩本人の価値観や信念
⑪消灯と起床時刻
⑫センサーマット等の使用と使用時の説明
⑬家族や友人知人との面会の機会
⑭同室者との関係性（互助関係）
⑮認知症の人と同室
⑯食事内容
⑰職員との相性
⑱日課や娯楽イベント

⑧トイレでの見守りの仕方：トイレの個室には入らず、ドア越しに動作を確認して安全を見守るなど、Lさんの羞恥心に配慮した対応方法が必要であった

⑨入院入所時の意思決定プロセス、および⑩本人の価値観や信念：転院時から、Lさんの意思は置き去りになっており、Lさんが思いを表出し、家族や職員と共有できる場、Lさんになぜ入院が必要なのかをきちんと説明する場を設定することが必要であった

　Lさんの事例では、表Ⅲ-8-1の⑩まで検討しましたが、患者・利用者に応じて、⑪～⑱についても検討が必要です。

3 目　標

　アセスメントした上で、Lさんのケア目標を下記としました。
①不快や不安なく生活を送ることができる
②表Ⅲ-8-1の18項目の改善により安楽な生活を送ることができる

4 支援方法

　Lさんは、そもそも転院すること自体、家族の判断で決められ、Lさんの意

思は反映されておらず、また転院後もLさんがこれからどういった生活を送っていきたいかなど希望を聞く機会がありませんでした。そこで、入院時の不安や不快であった出来事、今後どのように生活していきたいかを傾聴しました。Lさんからは、トイレでの介助について個室には入らないでほしいこと、夜間は自分の好きな時間に眠りたいこと、床頭台の物くらいは自分でとりたいことなどの希望がありました。さらに、できるだけ早く退院し自宅に戻りたい気持ちを打ち明けてくれました。

これらを職員で共有し対応策を検討しました。具体的には、排泄時はトイレの個室には入らずドア越しに見守ること、夜間はデイルームで過ごすことを許可し、Lさんのペースで就寝を促すようにすること、転落を防ぎつつLさんが自分で物をとれるように床頭台をベッドに近づけることにしました。また、Lさんが以前より、尿臭・便臭や独語を発する患者の声を不快に感じていたため、病室の変更も調整しました。早期退院を希望するLさんの意思を踏まえ、入院期間について再度、主治医・看護師・Lさん・家族で話し合う場も設けました。

5 支援の結果

在宅での支援体制（通所リハビリテーション、訪問リハビリテーション、訪問診療、訪問看護、訪問介護、外来通院）を調整することで、入院期間の短縮・自宅退院が可能となり、Lさんは笑みを浮かべていました。また、前述の対応策によってLさんの気分が落ち込んだようなつぶやきや、職員に対して不満をぶつけることはなくなり、退院日まで落ち着いて過ごすことができました。

職員はLさんに限らず、患者への対応を日々振り返り、患者に不安や不快な気持ちをもたらすような言動を見直しました。また、離院願望がありそうな患者には注意を払い、日ごろからよく話を聞き、患者の抑えがたい気持ちに理解を示すようになりました。

6 この事例を通して伝えたかったこと

入院・入居時には病状や治療方針などの説明だけではなく、「入院・入居すること」に本人の理解や納得がどの程度得られているか確認しているでしょうか。入院・入居前の患者・利用者の意思をどれだけ確認・共有できているかによって入院・入居後の生活の質は異なり、ひいては夜間の離院・離設を防ぐことにつながります。

また、入院・入居中における職員の対応も、患者・利用者の生活の質や夜間に離院・離設しようとする気持ちに影響します。例えば、Lさんのように「トイレの個室まで付き添われること」は、患者・利用者にどのような心理的影響を与えるでしょうか。職員は、「転倒させてはいけない」という医療安全を主軸にした考えのもと、特に違和感をもたずに行っているかもしれませんが、一般に他人に排泄の様子を見られるのは羞恥心や強い抵抗を感じるはずです。患者・利用者も同様に羞恥心や不満を感じていることに気づく必要があります。また、おむつ交換時は「おむつを交換します」と伝えることがほとんどですが、おむつを下着と言い換えるだけでも患者・利用者の羞恥心は軽減します。職員は患者・利用者にとっての排泄のあり方を考え直す必要があるでしょう。ほかにも、高齢の患者・利用者へ友人に話しかけるような言葉遣いで接する職員が多くいるように思います。自分よりも若い他人（子どもでも孫でもない）にそのような話し方をされたら、よい気分はしないはずです。

　このように職員にとっては当たり前になっている対応が、患者・利用者の心地よい入院・入居生活を脅かし、不快感や不満をつのらせ、夜間の不眠や離院・離設を引き起こす可能性があるのです。職員は自分たちの患者・利用者への対応について自分だったらどう感じるか、常にセルフリフレクションを行い、改善していかなければなりません。また、職員が自身の言動の改善点に気づくためには、患者・利用者の態度や言葉を見逃さず、なぜこの患者・利用者はこういった言動をするのかを考えるなど、倫理的感受性を高めるセルフトレーニングが効果的です。

7 解　説

1) どの病院・施設でも対策が求められる

　日本医療機能評価機構において、各病院や施設が公開する報告書には、高次脳機能障害や認知症の患者を受け入れる精神科・リハビリテーション科病院、介護保険施設における離院・離設について記されています。この中で、離院・離設が生じやすい時間帯は、6〜7時、14〜15時、18〜19時と、職員が忙しく人手が手薄なときが多いとされています。また、2001（平成13）年に厚生労働省が公表した「身体拘束ゼロへの手引き　高齢者ケアに関わるすべての人に」では、離設に注意した安全・安楽なケアのあり方が示唆されています。こういったことからも、どの病院・施設でも離院・離設を起こさないための対策を講じなければならないと考えます。

　特に夜間は職員数が少なく、物理的にも心理的にも余裕がありません。離院・

離設を引き起こさないように、物理的かつ心理的な余裕を確保するためには、適切な看護管理と職員のストレスコーピング（ストレスを上手に対処する）スキルが重要です。加えて、前述してきたとおり、日ごろから患者・利用者の気持ちをくみとり、不快感や不満な気持ちがみられれば軽減していく対応が求められます。このような倫理的感受性を高める実践とともに、倫理的問題をはらんでいる日頃の事象に対し、多職種で解決策を検討・調整していく「倫理調整」[1]の取り組みも重要です。倫理調整とは「個人、家族及び集団の権利を守るために、倫理的な問題や葛藤の解決を図る」[2] ことです。単に本人や家族の倫理的な意思決定を促進・支援することだけを意味しているわけではなく、専門職としての倫理や個人としての価値観の調整を含む、より広い概念であることを念頭に置く必要があります。なお、本稿での論点からは除外したものの、患者・利用者の離院・離設時には、職員および所属機関に法的責任と道徳的責任が生じ得ることを忘れてはなりません。

2）入院・入居前からの意思決定支援が重要

　自宅でケアを受ける高齢者にとって、「Home」（自宅）は単に場所やケアが提供される場ではなく、生活の中心であり、また公共の場ではなく私的な場であって、その中に医療従事者がいることはときに回復や健康を妨げることがあります[3]。このことからも、特に入院・入居したばかりの患者・利用者にとって、病院・施設は在宅とは違い、普通と異なる環境であることを職員は認識する必要があります。職員が自分たちにとっては当たり前の環境や対応が、患者・利用者に不快感や不満を与えていることに気がつければ、離院・離設につながる抑えがたい気持ちを緩和でき、また患者・利用者の安楽な入院・入居生活にもつながるでしょう。

　ほとんどの病院・施設で、入院・入居前に患者・利用者と家族に説明を行っています。しかし、本人の納得・理解を本当に得られているでしょうか。本人の納得・理解の得られない入院・入居は、すぐに退院・退居という結末を迎える場合があります。しかし、患者・利用者は退院・退居後に、自宅に移行できるとは限らず、病院・施設を転々とさせられてしまうこともあるのです。患者・利用者が入院・入居に納得し、病院・施設で安楽に過ごすためには、入院・入居中の対応だけではなく、入院・入居前から本人の意思決定にかかわっていくことが重要であり、そのあり方も問われているといえます。入院・入居前に本人・家族・職員との話し合いの場をもつことから、離院・離設を防ぐケアは始まっているのです。

引用文献

1) 鶴若麻理, 長瀬雅子編 (2022)：看護師の倫理調整力　第2版　専門看護師の実践に学ぶ, 日本看護協会出版会, p. 2-13, p. 120-121.
2) 日本看護協会：専門看護師. https://nintei.nurse.or.jp/nursing/qualification/cns
3) Gillsjö C., Schwartz-Barcott D. (2011)：A concept analysis of home and its meaning in the lives of three older adults, International Journal of Older People Nursing, Vol. 6, No. 1, p. 4-12.

参考文献

・厚生労働省「身体拘束ゼロ作戦推進会議」(2001)：身体拘束ゼロへの手引き　高齢者ケアに関わるすべての人に.
・日本医療機能評価機構：医療事故情報収集等事業. https://www.med-safe.jp/

NOTE

1. 人生の最終段階における医療・ケアの決定プロセスに関するガイドライン

　患者・利用者の離院・離設につながる抑えがたい気持ちの要因を考える中で、入院・入居前の意思決定プロセスが大切であり、それによって入院・入居後の生活の質は異なり、ひいては夜間の離院・離設という結果を招くか招かないかをも左右させることを述べてきました。

　厚生労働省が作成した「人生の最終段階における医療・ケアの決定プロセスに関するガイドライン」では、患者・利用者の意思は、心身の状態に応じて変化し得るものであり、医療・ケアの方針や、どのような生き方を望むか等を、日ごろから繰り返し話し合う重要性が強調されています（表Ⅲ-8-2）[1]。人生の最終段階における医療・ケアについて、本人が家族や医療・ケアチームなどと入院・入所前から話し合える場の設定・調整が必要です。

表Ⅲ-8-2　人生の最終段階における医療・ケアの方針の決定手続

人生の最終段階における医療・ケアの方針決定は次によるものとする。
（1）本人の意思の確認ができる場合
①方針の決定は、本人の状態に応じた専門的な医学的検討を経て、医師等の医療従事者から適切な情報の提供と説明がなされることが必要である。そのうえで、本人と医療・ケアチームとの合意形成に向けた十分な話し合いを踏まえた本人による意思決定を基本とし、多専門職種から構成される医療・ケアチームとして方針の決定を行う。
②時間の経過、心身の状態の変化、医学的評価の変更等に応じて本人の意思が変化しうるものであることから、医療・ケアチームにより、適切な情報の提供と説明がなされ、本人が自らの意思をその都度示し、伝えることができるような支援が行われることが必要である。この際、本人が自らの意思を伝えられない状態になる可能性があることから、家族等も含めて話し合いが繰り返し行われることも必要である。
③このプロセスにおいて話し合った内容は、その都度、文書にまとめておくものとする。

（2）本人の意思の確認ができない場合
本人の意思確認ができない場合には、次のような手順により、医療・ケアチームの中で慎重な判断を行う必要がある。
①家族等が本人の意思を推定できる場合には、その推定意思を尊重し、本人にとっての最善の方針をとることを基本とする。
②家族等が本人の意思を推定できない場合には、本人にとって何が最善であるかについて、本人に代わる者として家族等と十分に話し合い、本人にとっての最善の方針をとることを基本とする。時間の経過、心身の状態の変化、医学的評価の変更等に応じて、このプロセスを繰り返し行う。
③家族等がいない場合及び家族等が判断を医療・ケアチームに委ねる場合には、本人にとっての最善の方針をとることを基本とする。
④このプロセスにおいて話し合った内容は、その都度、文書にまとめておくものとする。

（3）複数の専門家からなる話し合いの場の設置
上記（1）及び（2）の場合において、方針の決定に際し、・医療・ケアチームの中で心身の状態等により医療・ケアの内容の決定が困難な場合
・本人と医療・ケアチームとの話し合いの中で、妥当で適切な医療・ケアの内容についての合意が得られない場合
・家族の中で意見がまとまらない場合や、医療・ケアチームとの話し合いの中で、妥当で適切な医療・ケアの内容についての合意が得られない場合
等については、複数の専門家からなる話し合いの場を別途設置し、医療・ケアチーム以外の者を加えて、方針等についての検討及び助言を行うことが必要である。

［厚生労働省（2018）：人生の最終段階における医療・ケアの決定プロセスに関するガイドライン，p.1-2．https://www.mhlw.go.jp/file/04-Houdouhappyou-10802000-Iseikyoku-Shidouka/0000197701.pdf］

2.「安楽」の定義

　本事例では、職員の接遇や、同室者への不満などに関するLさんの訴えから、本人の抑えがたい気持ちが可視化されました。

　例えば、病院の多床室で、頻尿の患者が夜間にポータブルトイレを何度も使用し、ほかの患者が「夜間のポータブルトイレの音や臭いが耐えられない」と訴える場合があります。これを知ったポータブルトイレを使用する患者は、使用回数や移動の際に生じる車いす・歩行器などの音にも気遣うようになるでしょう。これでは、どちらの患者も不快感や不満な気持ちを抱え、安楽な入院生活を送れているとはいえません。ほかにも、同室者がつけるテレビの明かりやイヤホンから漏れる音など、特に夜間は、同室者への抑えがたい気持ちに結びつく要因が多岐に渡ります。もちろん、同室者への不満だけではありません。Lさんの場合は、職員の対応や、自分で「したい」「できる」ことが、「できない（させてもらえない）」ことも抑えがたい気持ちにつながっていました。

離院・離設を防ぐためだけに限らず、患者・利用者に安楽に入院・入居生活を送ってもらうのは重要です。看護師は患者・利用者の安楽に大きくかかわり、適切なケアを提供することが求められます。日本看護科学学会が示す安楽の定義を表Ⅲ-8-3に示します[2]。

表Ⅲ-8-3　日本看護科学学会が示す「安楽　comfort」の定義

　国内においては、苦痛のない状態としての安楽とホリスティックなコンフォートとして活用されていることをふまえて、その両面からの用語の定義を検討した。

　安楽は人間の基本的な欲求であり、看護の基本原則として、安全・自立とともに重視される要素である。ナイチンゲールは、観察は「生命を救い、健康と安楽とを増すため」に行うものであると述べて、安楽な状態を提供するケアの重要性を指摘している。ここでいう安楽な状態とは、「身体的・精神的に苦痛のない状態」をいい、その苦痛を取り除き安楽な状態をもたらす看護技術として、体位を安楽に保つための技術、清拭や洗髪時の安楽を保つための技術、罨法による安楽、分娩時の安楽などがある。

　1990年代、キャサリン・コルカバ（K.Kolcaba）は、全人的なニードの観点からホリスティックなコンフォートの概念を導き出した。コンフォートとは、「緩和、安心、超越に対するニードが、経験の4つのコンテクスト（身体的、サイコスピリット的、社会的、環境的）において満たされることにより、自分が強化されているという即時的な経験である」と定義している。「緩和」とは具体的なコンフォートのニードが満たされた状態、「安心」とは平静もしくは満足した状態、「超越」とは問題や苦痛を克服した状態をいう。この状態が経験の4つのコンテクストにおいて満たされるように、ホリスティックなコンフォートケアを提供する。すなわち、身体的コンフォートとは、痛みや煩わしい自覚症状などがない状態、精神的コンフォートとは、穏やかで落ち着いた気持ちでいることができ、周囲の人々との間に安定した相互作用をもたらすような状態、社会的コンフォートとは、自身の社会的役割の遂行状態に対して、自分にも家族やその他の周囲の人々にも不満や苦痛のない状態、環境的コンフォートとは、快適な室温や清浄な空気、適度な明るさや静かさ、くつろぎをもたらすような物理的環境が備わっている状態である。

　4つのコンテクストはそれぞれ独立したものではなく、相互に影響し合っている。どのようなコンテクストが優先されるかは、その人の置かれた状況と個人のコンフォートニードにより異なることを念頭に、その人にとってのコンフォートな状態を促進するための具体的なケアを選択する。

　苦痛のない状態としての安楽は、臨床において個々人の患者に適用されることが多いが、ホリスティックなコンフォートは、地域ケアにおいて多職種によるチームワークで適用されることも含んでいる。またこの中には「安楽な死」も含まれている。

　様々な保健医療従事者の中でも、看護職者は「安楽」に関わる範囲と機会が大きく、その責任を担うことになる。安楽は、その時の状況から生理的な面からも評価されるものであるが、基本的には、当事者にとっての主観的な評価が基盤になっており、どのような状態に安楽を感じるかは個別性が大きい。同じ人であっても状況によって安楽の至適範囲は変化することを念頭に、安楽（コンフォート）ケアを行うことが重要である。中でも、自分の意思表示が難しい小児や、意識障害者、認知症の患者などへ適用については、人権の面からも十分に注意すべきである。

参考文献

1) Cutcliffe, J.R., McKenna, H.P.／山田智恵里監訳（2008）：看護の重要コンセプト20―看護分野における概念分析の試み，エルゼビア・ジャパン．

2）川島みどり（1974）：看護技術の安楽性，メヂカルフレンド社.

3）Kolcaba, K.（1991）：An analysisof the concept comfort, Journal of advanced Nursing, 6（11），1301-1310.

4）Kolcaba, K.（1994）：A theory of Holistic comfort for nursing, Journal of advanced Nursing, 19（6），1178-1184.

5）Kolcaba, K.（2003）／太田喜久子監訳（2008）：コルカバコンフォート理論─理論の開発過程と実践への適用，医学書院.

6）Nightingale, F.（1859）／小玉香津子，尾田蝶子訳（2004）：看護覚え書，日本看護協会出版会.

［日本看護科学学会看護学学術用語検討委員会（第13・14期）（2019）：日本看護科学学会第13・14期看護学学術用語検討委員会　報告書，p. 41-44. https://www.jans.or.jp/uploads/files/committee/yougo_houkokusho2019.pdf］

引用文献

1）厚生労働省（2018）：人生の最終段階における医療・ケアの決定プロセスに関するガイドライン，p. 1-2. https://www.mhlw.go.jp/file/04-Houdouhappyou-10802000-Iseikyoku-Shidouka/0000197701.pdf

2）日本看護科学学会看護学学術用語検討委員会（第13・14期）（2019）：日本看護科学学会第13・14期看護学学術用語検討委員会　報告書，p. 41-44. https://www.jans.or.jp/uploads/files/committee/yogoshu.pdf

参考文献

・厚生労働省（2018）：人生の最終段階における医療・ケアの決定プロセスに関するガイドライン　解説編. https://www.mhlw.go.jp/file/04-Houdouhappyou-10802000-Iseikyoku-Shidouka/0000197702.pdf

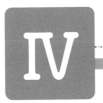

補　論

1 高齢者のリロケーション（生活の場の移行）に伴う留意点

1 地域包括ケアシステムと生活の場の移行

　わが国では、超高齢社会を見据えた地域包括ケアシステムの構築が推進されています。地域包括ケアシステムは、重度な要介護状態となっても住み慣れた地域で自分らしい暮らしを人生の最期まで継続できるよう、住まい・医療・介護・予防・生活支援といった地域の包括的な支援・サービスが一体的に提供されることを目指したものです[1]。

　病院などの治療の場における在院日数の短縮化により、治療の終了とともに、医療依存度や介護度の重い高齢者は退院先として、療養型病院、回復期リハビリテーション病院、地域包括ケア病院のほか、介護老人保健施設や特別養護老人ホーム、有料老人ホーム、グループホームの施設、また自宅など多様な生活の場の選択をすることとなります。

　しかし、自宅を選択した場合、健康状態の悪化や介護度の重度化に伴い、自宅での生活が困難になった高齢者は、介護サービス等を受けるために住み慣れた生活の場である自宅を離れ、施設や療養型病床、子どもなど家族の住む場所へと生活の場の移行を余儀なくされる場合も多いものです。

　地域包括ケアシステムの推進にあたっては、いつでも、どこでも、誰もが必要な医療・介護を受けながら、人生の最期まで自分らしい生活を継続できることが大切となります。そのうえで、生活の場が移行したとしても、変わらずその人らしい生活が継続できることを基本理念として、生活の場の移行にかかわる支援を提供する必要があります。

2 高齢者のリロケーション

　リロケーション（relocation）とは、転居や入院、施設への入居など、場所（location）が変わること（移転）を意味します。本書において「リロケーション」とは「住み慣れたこれまでの地域や生活空間、人との関係性の中での生活を離れ、新たな場所への生活を移すこと」とし、生活空間の変化、対人関係の変化、自己の生活の変化を伴うもの[2]について述べていきます。

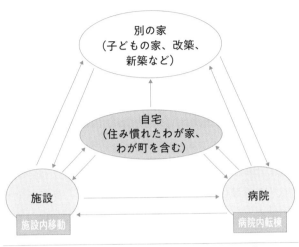

図Ⅳ-1-1　リロケーションの代表的なタイプ

　リロケーション（図Ⅳ-1-1）は、年齢にかかわらず、肯定的もしくは否定的な結果の両方を導くものとされます。欧米で 1960 年代から注目されはじめた概念で、1970 年代にはリロケーションによる健康状態の変化やそれに伴う混乱、死亡率との関連が報告されました[3]。さらに、1980 年代になるとリロケーションに伴う否定的な影響要因をいかに和らげるかということに着目され、北米看護診断協会（The North American Nursing Diagnosis Association：NANDA）は、これを移転ストレスシンドローム（リロケーション・ストレス症候群〔relocation stress syndrome〕：RSS）という看護診断名として明記しました。わが国においても、高齢化を背景に 1980 年代からリロケーションへの関心は高まり、転居や施設入居に伴う心身への影響、適応や対処との関連などについての報告がなされ、リロケーションは心身に影響を及ぼすものと考えられてきました。

　高齢者のリロケーションの理由としては、「生活をする上での不安」「心身機能の低下」「社会的事情」「自らの意思決定」などが挙げられます[4]。高齢者のリロケーションへの意思決定は、転居先への積極的なものもあれば、心身機能の低下や今後の生活への不安に伴う消極的なもの、家族や関係者の希望に関連したもの、その他のやむなき事情によるものがあり、高齢者の場合、リロケーションが自らの意思決定であったとしても、さまざまな事情に左右されます。

　老年期の発達課題は、これまでの人生の統合と絶望のバランスをとりながら、最期まで自分らしく生きること[5]です。その点から考えると、高齢者にとってのリロケーションは、これまで長年生きてきた生活の場の、その連続性・個別性・地域性・全体性が絶たれ、新しい場でそれらをつなぎ直さなければなら

ないことを意味します。つまり、高齢者のリロケーションは、人生の統合という老年期の発達課題の達成を阻み、アイデンティティの混乱を招きかねないものであることを理解しておくことが重要です。

3 高齢者にもたらすリロケーションダメージとは

「住み慣れた場所（地域）で年を重ねること」を指す "Aging in place" の重要性が注目されています[6]。"Aging in place" は、介護と医療の一体的供給を目指した地域包括ケアシステムより広義な、高齢期全般の生活の質を視野に入れた概念として位置づけられます。人口の高齢化が進む欧米諸国では、この概念の具現化に向けた取り組みがなされ、わが国においても関心が高まっています。住み慣れた場所とは、個人のルーツを構成し、生活の営みを支える力となり、人間にとってのアイデンティティの源である[7] といわれています。したがって、人生の統合という老年期の発達課題の達成に向けても、"Aging in place" は望ましいことだと考えられます。

しかしながら、今後ますます進展していく超高齢社会においては、要介護高齢者の増加は避けられず、介護をめぐるリロケーションの減少は期待できないことが予想されます。そこで、リロケーションに伴う否定的な影響要因をいかに和らげるか、つまりリロケーションダメージをいかに減少させるかが重要となるのです。

リロケーションダメージとは、それまで暮らしてきた地理的・人的環境から離れ、新たな環境での生活によって引き起こされる身体的・精神的・社会的な痛手のことです。前述の RSS とほぼ同義で、「ある環境から別の環境に移ったために、生理的および、または心理的な障害をきたしている状態」です。

リロケーションがもたらす高齢者へのダメージの一例を表Ⅳ-1-1 に示します。リロケーションがもたらす高齢者へのダメージは、大きく3つの側面に分けられ、それぞれが相互に関連し、影響し合っていることが報告されています[8]。

4 リロケーションダメージの回避に向けた取り組み

1）身体的・精神的・社会的側面へのダメージの予測

高齢者のリロケーション、つまりこれまでの住み慣れた自宅とは違う環境での生活は、高齢者に新たな適応を要求することとなります。そのため、ケア提供者は高齢者の理解を深めるとともに、高齢者が新たな生活の場に適応するた

表IV-1-1　リロケーションがもたらす高齢者へのダメージの一例

ダメージの側面	ダメージの種類	ダメージの具体的内容
身体的側面のダメージ	環境の変化による身体症状の悪化	・身体能力とADLの低下が進行した ・施設入居で寝たきり状態が増えた ・疼痛、不眠、食欲低下などの身体症状が頻繁に現れるようになった ・転倒による骨折で入院となった ・症状が悪化し入院となった ・退院後、急な活動量増加に伴い患部の疼痛が増強した
	身体症状の悪化からくる生活への支障	・家事、買い物、メニューの選択、調理、食事の準備や後片付けなど、慣れ親しんだ作業や日課が崩れた ・生活様式の変化と症状悪化による生活の不具合から体力が消耗した ・退院後、十分な食事がとれなくなった ・活動制限からくる生活への支障をきたした
精神的側面のダメージ	自尊感情の低下	・転居先の環境を事前に知らされていなかった ・転居が自らの意思決定ではない ・転居先で役割がもてない ・内面的なよりどころがもてない
	不安定な感情	・寂しい、気が滅入る ・イライラしやすい、苦しい、つらいなどの感情が生じる ・睡眠パターンが変化した、眠れない
	精神活動の低下	・抑うつ状態になった ・無気力、無関心 ・人との付き合いの減少 ・認知機能の低下が進行した ・身体症状の悪化や食欲の低下から不安をもつようになった
社会的側面のダメージ	馴染みにくい環境	・新たな環境に馴染めない ・「慣れている状況」から「慣れていない状況」に変化した ・部屋や座席が決められていることに負担感をもった ・周囲の環境がわからず行動しにくい ・建物の構造が使いにくい ・帰宅願望がある
	役割の喪失	・これまでしてきた家事をしていない ・庭仕事や畑仕事、趣味を継続できていない ・日課であった散歩ができていない ・これまでの日課をしていないことによる戸惑いがある
	活動範囲の狭小化	・周囲の環境がわからず行動しにくい ・親類や友人との交流が減少した ・外出頻度が激減した
	他者への気づかい	・家族への気兼ねがある ・介護者へ遠慮する気持ちがある
	経済的負担・不安	・暮らしにお金がかかる ・今後の経済状況に不安がある

[赤星成子，田場由紀，山口初代，砂川ゆかり（2018）：国内文献にみる高齢者のリロケーションに関する研究の現状と課題―リロケーションの理由とリロケーションダメージに着目して，沖縄県立看護大学紀要，No. 19，p. 47-54. を一部改変]

表Ⅳ-1-2　リロケーションダメージの回避・予防に向けた対応の例

・リロケーションに関する高齢者の意思を確認する
・リロケーションする数カ月前から、高齢者にはその旨を知らせておく
・リロケーション先の環境や、ルーチンとなっている日課、同室者、スタッフ、管理者に関するオリエンテーションを行う
・リロケーション前から高齢者の身体・精神状態を観察し、リロケーション後の変化に注意する
・リロケーション先の居住者との組み合わせを検討し、ストレスを軽減する
・高齢者個人の馴染みのものをリロケーション先に持ち込む
・高齢者に馴染みのある環境、長年の暮らしの継続性を維持する
・高齢者が気持ちを表現できるように支援する
・高齢者と多くの時間を過ごすことができるように支援する
・リロケーションのポジティブな側面に焦点を当てて高齢者を支援する
・新たな環境への適応を高めるために高齢者が部屋のレイアウト（色や調度品など）に関する選択や、入居者会議への参加（意見を言える場への参加）、食事メニューを選択できるようにする
・施設で安定的に暮らし、身体・精神的に健康で、新たな環境に心理的に適応している友人との親しい交流関係をつくる
・宗教的信仰や慣習を継続できるようにする
・食習慣、睡眠・活動パターンの変化に関して綿密に観察しフォローする

[Lynda Juall Carpenito Moyet，新道幸恵翻訳（2008）：カルペニート看護診断マニュアル 第4版，p. 463-471，医学書院. をもとに，中里克治（1988）：施設間移動における老人の心理的適応，社会老年学，No. 27，p. 14-21. ／安藤孝敏（1995）：地域老人における転居と転居後の適応，老年社会科学，Vol. 16，p. 172-177. ／小松美砂，濱畑章子（2013）：高齢者施設へのリロケーション時の適応課題と対処行動，日本保健医療行動科学会雑誌，Vol. 28，No. 1，p. 82-92. を参考にして作成]

めの課題を明確にし、課題解決に向けた支援を提供することで、高齢者のリロケーションダメージを回避していくことが重要です。

　そこで、ケア提供者は、リロケーションがもたらす高齢者への影響やダメージをあらかじめ予測し、その悪循環を防ぐための手立てを講じ、課題解決に向けた支援の提供が必要です。Schulz ら[9] は、高齢者への影響因子の管理もしくは予測が優れているほど、人への影響は少ないことを報告しています。したがって、環境の変化と高齢者の身体的・精神的・社会的側面へのダメージを予測し、そのダメージを最小限にするための工夫を凝らすことが高齢者のリロケーションダメージを回避するために有効だと考えられます（表Ⅳ-1-2）。

2) ダメージを最小限にするための工夫

　例えば、リロケーションによる「身体機能と ADL 低下の進行」を防ぐためには、これまでの住み慣れた生活の場での生活行動や日課を維持できるように、環境や生活リズムを調整することも一つの方法といえます。認知症や身体機能

の低下によって、必ずしも自宅で長年行っていた家事や庭仕事などの役割や日課を、同じように継続することは難しいかもしれません。しかし、すべて同じように行うのではなくとも、その人が大切にしてきた役割や日課にその人自身が触れ続けられ、自分の生活空間や居場所を感じられるようにすることが重要となります。記憶障害や見当識障害など認知症の症状がある場合は、その人がいつも目にしてきたものや使い慣れたもの（家具や食器、衣服、化粧品など）を持参してもらうなどして暮らしの継続性を保つことや、その人が安心できるスタッフを担当者に据える、長年の自室と同じような間取りを調整するなどの工夫を施すことも大切です。

3) 事前説明と本人の意思決定支援

　リロケーションダメージには、リロケーションへの決定に自分の意思が関与していたか、自発的なリロケーションであったか、リロケーションが事前に予測できたか、リロケーションによってどの程度環境が変化したか、リロケーションに伴う環境の変化や出来事を自身がどの程度コントロールできるか、などの要因が関与していることがわかっています[10)-12)]。したがって、リロケーションにあたっては、高齢者自身がリロケーションに向けた心構えができることが必要です。そこで、ケア提供者は、リロケーション後の環境の変化や起こりうることを事前に説明し、高齢者の納得を得られるようにすること、そして高齢者自身がリロケーションの意思決定にかかわれるように支援することが重要です。

4) 高齢者の体調の異変の早期発見と対応

　リロケーションダメージの身体的側面として、体調の異変や病状の悪化を示す高齢者もいます。そのため、ケア提供者は、高齢者の身体状態の変化に早期に気づき、対応し、高齢者の健康状態の維持と新たな環境への適応を支援していくことが必要です。

5 リロケーション後のナイトケア

　リロケーション後の高齢者は、生活環境や生活リズムの変化により、感情や行動に落ち着きがなくなったり、不安や抑うつの症状から、夜間の不眠、頻尿、転倒などを引き起こす場合があります。そこで、長年の生活の睡眠パターンを把握したうえで夜間に休息を図れる睡眠を促す援助、排泄障害のアセスメントと排泄ケア、夜間の安全な移動を支えるための環境整備や見守りなどが必要で

す。リロケーション後の高齢者は、まだ十分に新たな環境に慣れていないことから、どのようなリスクが考えられるかを予測し、リロケーションに伴うこれらの弊害を防ぐための援助が重要です。

6 高齢者のリロケーションを支えるケア提供者の役割

　Marie O'Neill[13] らは施設に入居した高齢者が、入居初期（入居後6週間頃）には、新たな環境に迷いを生じ新たな生活の場とつながりたいこと、ベストを尽くして新たな生活の場に適応したいこと、支援を待っていること、最期を待っていること、家族や家とのつながりを回復させたいことなど、待っていることや望みを持っていることを示しています。

　また、施設入居後の認知症を有する高齢者の「泣く、笑う、興奮する」「帰宅願望」「体調悪化の訴え」などの言動は、新たな生活環境に適応するための高齢者自身の対処行動や適応に向けたニーズの訴えであることが報告されています[14]。

　したがって、ケア提供者は、リロケーション後の高齢者にとって頼りになっている存在であることから、高齢者の新たな生活の場への適応を左右する重要な役割を担っていることを理解し、高齢者が声に出さずとも待っていることや望んでいることに気づき、高齢者の生活を支えることが大切です。

引用文献

1) 厚生労働省（2022）：地域包括ケアシステムの実現に向けて.
　 https://www.mhlw.go.jp/stf/seisakunitsuite/bunya/hukushi_kaigo/kaigo_koureisha/chiiki-houkatsu/

2) 赤星成子, 田場由紀, 山口初代, 砂川ゆかり（2018）：国内文献にみる高齢者のリロケーションに関する研究の現状と課題—リロケーションの理由とリロケーションダメージに着目して, 沖縄県立看護大学紀要, No. 19, p. 47-54.

3) 渡邊美保, 野嶋佐由美（2014）：リロケーションの概念分析, 高知女子大学看護学会誌, Vol. 40, No. 1, p. 2-12.

4) 前掲書2), p. 52.

5) Erikson E.H., Erikson J.M., Kivnick H.Q.（1988/1990）／朝長正徳, 朝長梨枝子訳（1997）：老年期—生き生きしたかかわりあい（新装版）, p. 55-57, みすず書房.

6) 上野佳代, 菊池和美, 長田久雄（2017）：国内文献にみる高齢者の居場所に関する研究—エイジング・イン・プレイスにむけて, 老年看護学雑誌, No. 8, p. 33-50.

7) 瀬崎譲廣（2014）：「場所」の社会学, 山口大学大学院東アジア研究科, 博士論文, p. 10-14.

8) 前掲書2), p. 54.

9) Schulz R., Gail B.（1977）：Relocation of the Aged：A review and Theoretical Analysis, Journal of Gerontology, Vol. 32, No. 3, p. 323-333.

10) 中里克治（1988）：施設間移動における老人の心理的適応，社会老年学，No. 27，p. 14-21.

11) 安藤孝敏（1995）：地域老人における転居と転居後の適応，老年社会科学，Vol. 16，p. 172-177.

12) 小松美砂，濱畑章子（2013）：高齢者施設へのリロケーション時の適応課題と対処行動，日本保健医療行動科学会雑誌，Vol. 28，No. 1，p. 82-92.

13) Marie O'Neill, Assumpta Ryan, Anne Tracey, Liz Laird,（2020）：'Waiting and Wanting'：older peoples' initial experiences of adapting to life in a care home：a grounded theory study, Ageing & society, Vol. 42, No. 2, p. 351-375.

14) 前掲書12），p. 90-91.

参考文献

・中西一葉（2012）：高齢患者の自宅退院における「予測内」,「予測を超える」ダメージ：リロケーション第四形態の存在とリスク要因，北海道医療大学看護福祉学部学会誌，Vol. 8，No. 1，p. 21-30.

看護職と他職種との連携・協働

1 多職種連携により質の高いケアをチームでつなぐ

1）地域包括ケアシステムにおける連携・協働

　加速する少子高齢化において、2025年を目途に国が整備を進めているのが「地域包括ケアシステム」です。これは重度な要介護状態になっても、住み慣れた地域で自分らしい人生を最期まで全うできる社会を目指すことを目的としているものです。地域包括ケアを充実させる対応策の一つとして、2014（平成26）年度の診療報酬改定で地域包括ケア病棟が新設されました。この病棟の役割は急性期からの転入、在宅からの新入、在宅医療への転換等、地域に根差したものです。地域や自治体の特性に応じて、高齢者の暮らす住まいを中心に、医療と介護・福祉、介護予防、生活支援を一体的に提供できるシステムの構築が必要とされています。

　また、リハビリテーションが担う役割も、地域包括ケアシステムにおいては大変重要なものです。厚生労働省チーム医療推進方策検討ワーキンググループは、リハビリテーションにおけるチーム医療において、関係職種間の情報共有、チームとしての共通目標、家族の参加、専門職種が互いに尊重し合うこと、これら4点の重要性を述べています[2]。回復期リハビリテーション病棟や地域包括ケア病棟は、急性期治療を経過した患者が入院し、在宅復帰への支援を役割とする病棟です。退院後の生活を見据えた支援が必要となってくるので、入院中の生活支援、さらには住み慣れた地域へ移行するための支援において多職種連携は不可欠です。回復期リハビリテーション病棟では医師、看護師、リハビリテーションにかかわる職種（理学療法士、作業療法士、言語聴覚士）、介護福祉士、管理栄養士、医療ソーシャルワーカーおよび薬剤師が、また地域包括ケア病棟では医師、看護師、専任の在宅復帰支援担当者およびリハビリテーションにかかわる職種がそれぞれ配置されています。

　高齢者介護の領域においても、医療ニーズを併せもつ重度の要介護者や認知症を有する高齢者の増加など、専門的なケアの需要はさらに高まっています。施設は超高齢社会に疾病や障がいをもちながらも自分らしく生きることを支える療養生活の場として機能しており、多様なニーズに合わせた多機能なサービ

ス提供が求められています。そのような中で、看護師は他職種と協働すること
が欠かせません。

2) 施設における看取りを支えるために

　今後も年間の死亡数は増加傾向を示し、2040年には年間死亡数が過去最多
となることが予想されています。みずほ情報総研株式会社が2014年に行った
調査によると、施設ごとの看取り実施状況として、「ターミナル期のケアに十
分に取り組めており、看取りも行っている」または「ターミナル期のケアに十
分に取り組めているとはいえないが、看取りは行っている」と回答した施設は、
特別養護老人ホーム80.8％、介護老人保健施設65.7％、グループホーム49.0％
でした[3]。多くの特別養護老人ホームでは、看取りに積極的に取り組み、その
数は年々増えています。また、介護老人保健施設は在宅復帰を目的とした施設
でありながら、医療提供施設としてターミナルケアを提供している施設も多く、
死を迎える場の選択肢の一つとして体制の整備が求められています。

　近い将来、多死社会を迎えるわが国において、施設における看取りおよびター
ミナルケアは、大変重要な役割を担うことになるでしょう。今後死亡者数が増
加する一方で、医療機関の病床数の増加が見込めないことから、病院以外の施
設や自宅で最期を迎える人が増えることになります。医療機関と違って医師が
常駐していないことや看護師の人員が少なく夜間不在であることなど、看取り
ケアに取り組むにあたり困難さがあることは確かですが、多様化する看取りに
おいて、施設に期待される役割はとても大きなものです。

　特に施設での看取りにおいては、職種間の連携が大変重要です。施設では一
定の医療行為しか行えませんが、医師の指示に基づいて看護師が必要な処置を
提供します。利用者が最期まで苦痛を伴うことのないように、穏やかにその時
を迎えられるように密に連携を図ります。

　施設でケア提供者として中心的役割を担っているのは介護職です。そして、
介護職の不安を取り除き、ケア実践において専門性が発揮できるよう支えるこ
とは看護師の役割です。必要な医療的知識を提供し、観察により知り得た利用
者の状態や今後考えられる病状の経過など、ケアを行ううえで共有しておきた
い内容を伝えます。さらに、利用者個々に合わせたケア方法をわかりやすく説
明します。看護師は介護職の下支えとなれるような連携を目指します。利用者
が最期まで安楽な体位・姿勢を保つ方法等をリハビリテーションにかかわる職
員と共有します。また、最期まで口からおいしく食べる食事の提供を管理栄養
士と検討し続けます。

　このように看取りケア一つとっても、施設で働く職種同士の連携がなければ、

利用者の安楽な最期を迎えるケアの実践は不可能であることがわかります。

3）他職種を信頼し、ともに最善のケアをつくり上げるために

　高齢者が長期療養または生活する病院・施設では、多くの職種が高齢者にかかわります。そこでは、それぞれが専門的な視点から高齢者にとっての最善なケアを実践するのですが、それが職種ごとに違った方向をみていては質の高いケアを提供することは困難です。目指すところを一つに、多職種が同じ方向を向いてケアを行うことが大切です。現場では、各専門職の判断が必ずしも一致するとは限りません。時には意見が対立してしまうこともあるでしょう。しかし、各職種の意見の食い違いが原因で、高齢者の望むニーズから遠ざかることがあってはなりません。看護師は多職種の専門性を尊重し、高齢者の療養・生活の場を豊かにするための最善のケアをチームで作り出していくことが大切です。

　そこでまず、看護師には他職種を理解することが必要です。ついつい「自分の考えが最も正しい」と自らのものさしで物事をみてしまいがちですが、意見として示された思いの背景には、自分と異なる価値観が基盤となっていることを理解しましょう。考え方や視点が異なるのも当然です。そのことに悩んだり、感情的になったりする必要はないのです。なぜそのように考えたのか、思いを理解する姿勢を示し、各職種が役割に基づいた力を発揮できるようにします。そして、仲間となる他職種を信頼し、できないところは託すことも必要です。仮に自分（看護師）がいるときだけよいケアが行われても、真に高齢者の生活を支える質の高いケアにはなりません。24時間いつでも必要なケアを受けられるようにすることが、チームでケアをつなぐ高齢者看護の根幹ではないでしょうか。

2　ナイトケアにおける他職種との連携・協働

　夜間は昼間に比べて人員が少なく、業務量が多いうえに夜間特有のニーズに対応しなければなりません。病院と施設のいずれにおいても、夜間に高齢者のケアに携わっているのは看護師と介護職（特養では介護職のみが配置されている施設が多い）です。それではナイトケアは看護師と介護職が十分に連携を図りさえすれば充実するかと言えば、それは違います。ナイトケアにおける連携は夜勤に従事する職員に限られるものではなく、多職種で高齢者の夜間のニーズを捉え、それぞれが専門的な視点から意見を出し合い、ケアを導き出すことが大切です。

1) 回復期リハビリテーション病棟の実際

(1) 回復期リハビリテーション病棟における転倒・転落

回復期リハビリテーション病棟では、病気を発症してからの期間が間もない患者が入院するようになってきていること、また早期にADL（Activities of Daily Living：日常生活動作）が自立することを目標に積極的な活動を促進するために、常に転倒・転落事故が起きるリスクが存在しています。転倒の原因や発生する状況はさまざまですが、運動機能障害、高次脳機能障害、不安などの心理要因、環境要因等その他の要因が複合的に絡んでいるため多職種の連携が欠かせません。

(2) Aさんの事例

Aさん（80歳代・男性）は、脳梗塞を発症し急性期病棟で内科的治療を受け、状態が安定したため5日前に回復期病棟に移ったところでした。Aさんは脳梗塞の後遺症により右半身に軽度の麻痺が残っていました。ある日の夜、一人で歩いてトイレへ行こうとしたところ、バランスを崩し病室で転倒してしまいました。幸いにも大きなけがはなく済みましたが、夜間の排泄動作に関して転倒予防・安全対策を講じる必要性が明らかとなりました。

転倒事故の対応策については、あまり日を空けずに可能であれば翌日のカンファレンスで検討するとよいでしょう。カンファレンスでは夜勤に従事する・しないにかかわらず、Aさんにかかわっている職種同士が専門的な立場からそれぞれ意見を出し合い、話し合いを進めることが大切です。日中と夜間とでは身体能力にも差があり、日中できていることが夜間はできないといったことも十分考えられます。また、生活する環境の変化やAさん自身の心理的な思考にも配慮し、ケアを検討する必要があります。それぞれが把握している情報をチームで共有し、24時間いつでも利用者の安心・安全な生活を護ることを目指して多職種が協働することが大切です。

＊

回復期リハビリテーション病棟には、理学療法士等のセラピストが専従で配置されており、セラピストが病棟内で患者のリハビリテーションを行う場面も多くあります。そのため、他領域の病棟に比べ、多職種でタイムリーにディスカッションすることが可能です。定時のカンファレンスに限らず、タイムリーなディスカッションの機会を活用し、夜間においても利用者個々の身体能力に応じた適切なケアを提供できるように連携を図ることが大切です。

2) 特別養護老人ホームの実際

(1) 特別養護老人ホームにおける不眠

　特別養護老人ホームは看護師の配置数が少なく、特に夜間は看護師不在でオンコール体制の施設がほとんどです。夜間帯は少ない人数で介護職がケアにあたります。

　睡眠は良質な日常生活を送るうえで不可欠な要素です。高齢者は不眠を訴えることがありますが、その訴えへの対応は看護の重要な役割となります。不眠の原因はさまざまですが、丁寧にアセスメントを行い、原因を明らかにし、個別ケアの実施により良質な睡眠を導くことができると考えます。

(2) Bさんの事例

　Bさん（80歳代・男性）は、夜間眠ることができない日々が続いていました。ある日、朝の申し送りで夜勤明けの介護職が「Bさんは昨夜もほとんど寝ませんでした」と看護師に報告しました。不眠の申し送りが続いていることに気づいた看護師は、Bさんの夜間の詳しい様子を介護職に確認しました。

　介護職は、Bさんが車いすに座ったままウトウトしていたため、声をかけてベッドで横になってもらうと、10分もしないうちに長座位となり身体を掻きむしっていたことがわかり、その後も何度か横になってもらうようお願いしたが、痒みで眠れない様子だったと話しました。

　申し送りを受けた後、看護師はBさんのところへ行き、全身の皮膚状態を観察しました。腰部・背部・両大腿部を中心に無数の引っ掻き傷と、シャツや下着には少量の血液も付着していました。皮膚は乾燥気味で、カサつきもみられました。

　看護師は昼のカンファレンスでほかの介護職にもBさんのことで気になっていることはないか、日中および夜間の様子を尋ねました。するとそれまで把握できていなかった情報を介護職から得ることができました。

　介護職からの情報を基にアセスメントを行い、看護師は嘱託医に連絡し臨時往診を依頼するとともに、衣類・寝具・入浴のケア方法を見直しました。日常生活にかかわるケア方法については、介護職とも情報を共有しました。直接ケアに携わる介護職がわかるように、理由も含めて丁寧な説明を行いました。

　本事例では、認知症のため言語的な訴えが難しいBさんの不眠について、夜間のケアに直接かかわっている介護職の観察や気づきがきっかけとなり、それらの情報から痒みが原因であることが明らかになりました。痒みは一般的に疼痛等、ほかの症状よりも軽視されがちですが、日常生活にも支障をきたし得る症状であることを認識する必要があります。

*

　夜間不在でオンコール体制となる場合の看護師は高齢者の夜間の状態を直接目で見て把握することはできませんが、夜間を含めた生活の質を保障するために、介護職と連携し情報収集・アセスメント、ケアの立案・修正することが大切です。

　看護師は介護職が納得してケアを実施できるよう、根拠をわかりやすく説明し、今後もいつもと違う変調の気づきがあれば、ためらいなく声をかけてほしいことを伝えます。介護職からの報告がきっかけで高齢者の症状改善に結びついた本事例のように、ともに働く仲間として介護職の専門性を尊重し、頼りにしていることも伝えます。

3）介護老人保健施設の実際

(1) 介護老人保健施設における急変時の対応

　介護老人保健施設においては、看護師・介護職間の連携が必要不可欠です。看護師は専門的な知識を踏まえて利用者を観察・アセスメントし、根拠に基づいて必要なケアを実施します。介護職もまた生活援助に関する専門的な知識から判断しケアを行います。お互いに専門性を尊重し、その役割を分担しながらも、利用者に対する日常生活援助は同じように協力して行います。

　利用者に対して最前線でケアにあたっているのは介護職です。看護師と介護職の連携の前提には、介護職が不安なく利用者のケアに携わることができるよう看護師のサポートが必要です。看護師は介護職に対して疾患や症状に関する情報提供をはじめ、ケアの根拠や注意点などを介護職が理解できるように説明する必要があります。その際、決して上から指示をするような姿勢ではいけません。チームの一員として、看護師が介護職に歩み寄るようにしてかかわります。介護職が安心して適切なケアを提供できるように、看護師はそのための下支えとなる存在でありたいと思います。

　介護老人保健施設において特に連携が必要とされる場面は、看取りや急変時の対応、不眠・不穏のあるときです。現場ではどうしても、利用者が今日その日を何事もなく穏やかに過ごすことができたらと願ってしまいますが、高齢者はいつ何が起きてもおかしくないことを念頭に置いてかかわることが大切です。

(2) Cさんの事例

　Cさん（70歳代・女性）は、朝食のため介護職の介助で車いすに移乗し、食堂のテーブル前に座っていました。介護職はいつもとちょっと違うCさん

の様子に違和感を覚え、一緒に夜勤をしていた看護師に報告しました。

「Cさんが今日は朝になってもよく寝ていて、声をかけても起きません」。

その看護師は食堂にいるほかの利用者のケアを行っている最中で、その場からCさんのほうを眺めただけで「眠っている」と判断してしまいました。その後、Cさんが脳出血を起こして意識がないことに看護師が気づいたのは、数時間経過した後でした。すぐ対応し、一命はとりとめました。

24時間利用者とかかわっている介護職の鋭い観察力により、利用者の心身の変調にいち早く気づき、早期に対応できた事例が以前にもありました。この事例でも介護職は「いつもと違う」変化に気づき、それを看護師に伝えていました。しかし、看護師は受けた報告に対し適切な対応がとれておらず、発見が遅れてしまったケースでした。

＊

介護職から報告を受けたら必ず利用者のもとへ行き、看護師が自分の目で確認することが大切です。さらに、アセスメントした内容とその後の対応等、結果を介護職にフィードバックするようにしましょう。看護師が無反応であったり、観察もせずに様子をみるよう言ったり、無下に扱うような対応であったとすれば、介護職からの信頼はなくなり、連携を図ることは困難となります。

お互いがお互いを支え合い、助け合う存在でありたい、そして何より他職種の専門性を認め信頼をおくことが、それぞれの役割を発揮することにつながると考えます。

引用文献

1) 厚生労働省（2016）：地域における医療及び介護を総合的に確保するための基本的な方針. https://www.mhlw.go.jp/file/05-Shingikai-12401000-Hokenkyoku-Soumuka/0000057828.pdf
2) 厚生労働省（2011）：チーム医療推進のための基本的な考え方と実践的事例集（案）. https://www.mhlw.go.jp/stf/shingi/2r98520000013tx1-att/2r98520000013tz6.pdf
3) みずほ情報総研株式会社（2014）：平成25年度老人保健事業推進費等補助金 老人保健健康増進等事業 長期療養高齢者の看取りの実態に関する横断調査事業報告書. https://www.mizuho-ir.co.jp/case/research/pdf/mhlw_kaigo2014_04.pdf
4) 吉田さとみ（2021）：介護保険施設の管理者による看護職と介護職の協働・連携を円滑にするための実践, 老年看護学, Vol. 26, No. 1, p. 79-87.

3 管理者が考えておくべきこと

　日本看護協会の「病院看護管理者のマネジメントラダー」（以下「ラダー」）では、看護管理者の能力を「組織管理能力」「質管理能力」「人材育成能力」「危機管理能力」「政策立案能力」「創造する能力」の6つのカテゴリーで示しています[1]。それぞれの能力の定義は表IV-3-1のとおりです。

　本稿では、高齢者のナイトケアにおいて病院の看護管理者が考えておくべきことについて、上記6つのカテゴリーから「組織管理能力」「質管理能力」「危機管理能力」に絞り、A病院の6つの病棟の副主任以上の看護管理職18名に対して行ったアンケート調査（表IV-3-2）の結果を参考に、病棟というベッドサイドでの問題に合わせて考えてみます。

表IV-3-1　6つの能力の定義

能力	定義
組織管理能力	組織の方針を実現するために資源を活用し、看護組織をつくる力
質管理能力	患者の生命と生活、尊厳を尊重し、看護の質を組織として保証する力
人材育成能力	将来を見据えて看護人材を組織的に育成、支援する力
危機管理能力	予測されるリスクを回避し、安全を確保するとともに、危機的状況に陥った際に影響を最小限に抑える力
政策立案能力	看護の質向上のために制度・政策を活用及び立案する力
創造する能力	幅広い視野から組織の方向性を見出し、これまでにない新たなものを創り出そうと挑戦する力

[公益社団法人日本看護協会（2019）：病院看護管理者のマネジメントラダー 日本看護協会版, p.6]

表IV-3-2　アンケート調査の項目

①夜間のケアで大変なこと　　②日中と大きく「違う」と感じること　　③少ないスタッフで工夫していること　　④「夜」だからこそ遭遇できた場面やエピソード　⑤夜間のケアで「こうなればいいな」と思うこと　　⑥病院でやっているケアで在宅にも応用できると思うこと　　⑦入院時に不足していた情報　　⑧その他なんでも自由に

（全18枚の回答を回収し、6病棟のうち5病棟の看護師長からは部署のスタッフの意見を集約した回答を取得）

1 病院・施設における管理者に求められること

1) 組織管理能力

「ラダー」のレベルⅡ（自部署の看護管理を実践できる：看護師長レベル）の「組織管理能力」には、「自部署における業務上の危険要因への予防と対策を行い、スタッフが自分自身の健康を大切にするための働きかけができる」「スタッフが自部署の倫理的課題を日常的に議論できるような組織文化をつくることができる」という項目が挙げられています。

アンケート項目の「①夜間のケアで大変なこと」で多かったのはマンパワーが少ない時間帯に業務が重なることに関してで、具体的には「トイレ誘導時に、別の患者からナースコールがある」「食事介助が終わらないうちにトイレ誘導が始まる」「複数のセンサーベッドが同時に鳴る」など10回答（55.6％）で「重なる」「同時に」という表現がありました。そのために「③少ないスタッフで工夫していること」として、「日中よりも声をかけあって」（9回答・50.0％）、「情報を共有して」（3回答・16.7％）、「見守りできる位置にベッドを移動して」（3回答・16.7％）、というような対応がなされていました。

そして、夜勤を一緒に組むスタッフ同士で声をかけづらかったり、コミュニケーションがとりにくかったりするような関係性の場合、相手に気をつかって仕事をするため、ストレスも大きいという回答もありました。

これは、次項の「2.質管理能力」に示す「個々のスタッフの看護実践能力を考慮した勤務体制をとり、看護の質を保証することができる」という項目に関連する内容ではありますが、少ないマンパワーで、効率よく安全にケアを提供するためには、メンバー個々人の能力（時に相性）を考慮したシフト作成も看護管理者に求められるといえます。しかし、主に高齢者が入院療養するであろう慢性期・療養型病院では施設基準上人員配置は少ないため、働くスタッフの地道な努力と工夫で夜間の患者ケアに対応しようとしています。

次に「⑤夜間のケアで『こうなればいいな』と思うこと」では「センサーベッドがもっとあるとベッド移動（見守りのために病室からデイルームに出すこと）が少なくなる」「PHSがあると離れた場所のスタッフと連携できる」「リモコンが外されたベッド（リモコンのコードが危険なため認知症の病棟では外されていることが多い）でのおむつ交換は腰がつらい」などの意見がありました。全ベッドがセンサーベッドになったとしても、同時にナースコールが鳴った場合対応できる能力には限界がありますが、それでもマンパワーが不足する夜間の安全・安心のためには、「モノ」の導入によりシステムとして職場環境を改善できるポイントはあると思われます。

また、看護管理者の目が届きにくい夜間のケアでは、そのスタッフがどのような倫理観や道徳心をもって仕事を行っているかが試される場面もあります。

　特に、認知症などでコミュニケーションを図ることが難しい患者や、夜間せん妄を起こしている患者では、いわゆる拒否や介護抵抗にあう場面も多いため、相手の感情に巻き込まれてしまうことがあります。そのような場面では、いかに自分の個人的な感情を抑えて、倫理感をもった対応ができるかが重要です。

　鎌田は著書『失われた看護を求めて』の中で、「幾多の職業がある中で、看護ほど、その人が持っている"属人的要素"が仕事に影響を与えているものはないように思う」とし、看護師自身が持っている"属人的要素"としては五感、感性、直観、洞察力、本人のパーソナリティ、人格、価値観、人間に対する態度、人間力といったものがあり、またそのように「自分自身が持っているものが道具となる」のであって、「相手が何を感じ、何を求めているのか、察知するセンサーが働かなくては看護は始まらない」とも述べています[2]。

　そのような信頼できる優秀なスタッフを育成するシステムをつくり、日々の業務の中での適切なタイミングをとらえた部署教育を行うことが重要であり、ケアする側の倫理観が逸脱しないよう、自部署のスタッフの倫理的感受性を高められるよう支援し、日常的に倫理的課題を議論できるような組織文化をつくることが、看護管理者には求められるのです。

2）質管理能力

　「ラダー」のレベルⅡの「質管理能力」では、「自部署の看護実践についてデータを活用して可視化し、評価・改善することができる」「個々のスタッフの看護実践能力を考慮した勤務体制をとり、看護の質を保証することができる」という項目が挙げられています。

　アンケート調査項目の「②日中と大きく『違う』と感じること」では、暗くなり辺りが静かになることでの「不安」「妄想」（11回答・61.1％）、「不眠」「日中より活動的」（8回答・44.4％）、「転倒リスク」（8回答・44.4％）、「帰宅要求」（5回答・27.8％）、その他「介護抵抗」「暴力、暴言」「拘縮がある人のおむつ交換を1人で実施するのが困難」「トイレ誘導が間に合わず失禁（リネン交換等の業務が発生）」「喚声などの声出しで周囲に影響が大きい」などの回答もありました。また、「おむつ交換することで寝ている患者を起こしてしまう」「眠剤を投与することで転倒のリスクが増強する」といった意見や「中途覚醒」「早朝覚醒」「断眠」などの言葉も散見されました。

　これらの結果からはケアされる側の患者が眠れずに困っている場面よりも、「夜は眠っていてほしい」というケアする側の医療者の要望が色濃くうかがえ

ます。

　少ないマンパワーで業務を遂行するには、なるべく患者にはおとなしく眠っていてほしいと考えるのはスタッフの率直な気持ちなのでしょうが、実際に20時にベッドに入った高齢者が果たして何時まで就眠できるものでしょうか？　また睡眠薬を使用をしている場合は、その薬剤の効果は何時間なのでしょうか？

　個々の患者の生活パターンを考慮して、睡眠薬使用の必要性、投与適時時間、薬剤の効果に合わせたケア介入などをアセスメントできる能力は看護師個々人で異なります。

　経験の浅い看護師が、適正な判断のもとにケアを提供するという「ケアの質保証」のためには、看護管理者は自部署の看護実践を可視化し、手順や基準を整備し、標準化・効率化を推進することが重要なのです。

　そのような中で、「④『夜』だからこそ遭遇できた場面やエピソード」として、「いつも妄想を話す患者が急にまともになり本音を話すことがある」「眠れないという患者に温かいお茶を出して世間話をした」など、夜だから眠らなければ（眠らせなければ）いけないという固定観念にとらわれない発想でケアを行った報告もありました。管理者としては、朝の申し送りの内容やスタッフ同士で語られる情報に注意し、ケアする側に都合のよい考え方やものの見方が部署内に浸透していないかに留意して、適宜指導することが必要です。

　また、「患者の事故・急変時に相談できる人がいない」「当直医（日替わり）の対応に個人差がある」「患者の安全に留意しているが対応に限界を感じる」などの意見もありましたが、患者の尊厳を守り質の高いケアを提供したくても限界を感じているスタッフも少なからずいることを念頭に、管理者は自部署を超えて組織全体として問題解決していく姿勢が求められます。

3）危機管理能力

　「ラダー」のレベルⅡの「危機管理能力」では、「自部署に関連する事故や問題のリスクを分析し、予防策を講じることができる」「事故や問題が発生した際、自部署の対応策を判断しマネジメントすることができる」「自部署で発生した事故や問題の原因究明を行い、再発防止策を立案し、継続的にモニタリングできる」という項目が挙げられています。

　「③少ないスタッフで工夫していること」では1）の「組織管理能力」の回答と重なる部分もありますが、「声かけして互いに不足部分を補う」「今、何している？」「どこにいる？」などと所在や仕事の内容を確認しあい、「協力しやすくなるよう話しやすい雰囲気づくり」「暴力的な患者は複数で対応する」など、

リスクを回避し安全を確保しようとしています。管理者は患者の安全確保に加え、スタッフの安全も確保できるよう部署の管理を行うことが求められます。

　また、「⑤夜間のケアで『こうなればいいな』と思うこと」では、「食事や排泄介助が必要な患者数の病棟間の偏りの解消」「センサーベッド、離床センサー、コールマット等のセンサー機器の増設」「マンパワーを必要とする場面（患者の急変など）での病棟間の応援体制の整備」「夜間に行うべき業務の選別化」などについて回答がありました。管理者は、部署内の危機管理のためにはスタッフの声に耳を傾け、リスクを回避または最小限に抑えられるよう常に業務改善を行い、評価していく姿勢が求められます。

4) 病院・施設における課題と管理者としての役割

(1) 病院・施設における課題

　ここまで、高齢者のナイトケアにおいて「管理者が考えておくべきこと」として、「病棟」という視点で、日本看護協会のラダーをもとにした A 病院のアンケート結果を中心に述べました。

　病院・施設いずれの場合も夜間に関しては、マンパワーが少ないということが一番根底にある課題と思われます。以下、「介護労働実態調査」の結果によれば、人材の不足感は「大いに不足」「不足」「やや不足」を合計した「不足感」が 2021（令和 3）年度では前年を上回る 63.0％となっています[3]。また、前職については「介護・福祉・医療関係以外の仕事」が 63.1％と他業界から人材が流入していることがうかがえます[4]。これらは、夜間はマンパワーが少ないという背景に加えて、ケアに不慣れな人材が多いことも推察され、他業界からの人材をどう育成していくかも今後の大きな課題と思われます。

　さらに、7 割弱の事業所で 65 歳以上の労働者を雇用している[5]という実態も報告されていることから、夜間活動的になる高齢者への対応や、体力を使う排泄ケアなどに従事する労働者自身の健康の維持を考えることも管理者にとっては重要な課題となります。

　他業界からの人材流入の背景には、コロナ禍による一部の産業の衰退や景気の低迷、また派遣労働者の増加があると考えられます。このことは、それらの育成した人材が、コロナ禍の収束や景気回復により、病院や施設から再び流出してしまう懸念も示しています。

　さらに、前職を辞めた理由について、全体では「職場の人間関係」が 18.8％（前年 16.6％）でトップ、次いで「結婚・出産・妊娠・育児のため」が 16.9％（同 25.0％）と続き、「収入が少なかったため」の 14.9％（同 12.9％）を上回っています。性別で見ると、男性は「自分の将来の見込みが立たなかったため」

が 26.5%（同 26.9%）と一番多くなっており[6]、職場環境と処遇の改善が仕事を継続していくための重要な課題であることもうかがえます。

(2) 看護職である管理者として求められる役割

　高齢者は疾患の種類が多く、生活機能低下の頻度が増えることから、多様な専門職が職種の壁を越えて協力することが求められる反面、さまざまな情報にアクセスしづらいことから、必要な福祉や行政の助けを自ら求めることが不得手な場合もあります。高齢者の人生の最終段階における医療について、本人や家族がどのような望みをもっているのかを把握し、多職種による介入を包括的にまとめてコーディネートできる職種は看護職である[7]ともいわれています。

　「超高齢社会」における医療は、臓器ごとの視点で疾病の原因を究明し、根本的な治療を行うことで完全治癒を目指すことを主眼とした「治す医療」から、患者を全人的にみたうえで、患者の生活・生命の質を最大にすることを目的とした総合的・包括的に行う「治し支える医療」に転換しなければならず、システムでいうならば、「病院中心の医療」から介護・福祉と連携する「地域完結型医療」への転換が必要である[8]、といわれています。

　つまり、看護職には、療養する高齢者が何を望んでいて、家族はどう考えているのかをベッドサイドでの日常の会話の中からとらえ、それを最適な形で地域へとつないでいく役割を果たすことが求められているといえます。

　その看護職が働きやすい環境を整備し、高齢者が人生の最後を少しでも幸せに過ごすことができる療養環境を整えることが、看護管理者の重要な役割であると考えます。

2 在宅における管理者に求められること

　超高齢社会となり、地域包括ケアシステムが推進されている中、訪問看護は、その中心的役割を担っています。そのような中、訪問看護および施設で長期ケアを担う組織の看護管理者には、「地域包括システム推進への貢献」「ケア提供者体制づくり」「ケアの質の保障」という3つの大きな役割を担うことが求められています[9]。

　そこで本項では、訪問看護の看護管理者に求められる役割を踏まえ、ケア提供者との体制づくりやケアの質の保障につながるスタッフの思考性をどのように育てるかに着目し、高齢者のナイトケアにおける看護管理者が留意すべきことについて述べていきます。

1) ケア提供者体制づくり―ケア提供者との関係性を構築する

前項Ⅱ-2（40ページ参照）でも述べましたが、在宅においてケアをしていくうえで重要なことは、どのようにして「点」を「線」にするかということです。そのために、訪問したときの情報だけではわからない場合、訪問看護だけでなく訪問介護等、ほかに利用しているサービスの関係者から情報を得るために、協力を求めるということが不可欠になってきます。訪問時には、ほかのケア提供者も決められた時間内に行うべきケアが目一杯あるため、いかに負担をかけずに、ほんの少しでも、その人を理解するための手がかりとなる情報を提供してもらえるかが「夜」の問題を解決する鍵となってきます。

そのためには、ほかのケア提供者との良好な関係を構築し、連携をスムーズに行い、情報を関係者同士が提供し合えるように管理者が窓口となって対応していくことが大切になってきます。

また、ケア提供者だけでなく、家族とのケアに関する打ち合わせや情報共有を行うことも管理者の重要な役割になります。最近ではコロナ禍の影響から対面で直接会う機会が激減し、協力関係が築きにくくなっている中、前項でも述べたように、SNS等の新たなツールを導入するなど、少しでも良好な関係づくりやスムーズな連携が可能となるように工夫していくことが必要です。このような新たな取り組みを積極的に進めていくことも、在宅における管理者の重要な役割の1つであるといえます。

2) ケアの質の保障―スタッフの思考性を育てる

訪問看護は療養者の自宅でのケア提供となるため、管理者はスタッフが実際どのように療養者とかかわり、どのようなケアを提供しているのか、そしてケアの質が保たれているかについても常に確認する必要があります。そのために、スタッフへの教育や研修等、人材育成のための体制を整えていくことも管理者の重要な役割の1つです。

ここで、例えばナイトケアの場面で考えてみたときに、管理者がスタッフから療養者の睡眠の状況について尋ねると、ただ一言「不眠です」としか報告されない場合がないでしょうか？　前項でも述べましたが、筆者は常々スタッフに対して、療養者に深く寄り添い「私だったら…」と自分のことに置き換えて"1人称"で表現できるくらいに理解してほしいと伝えています。例えば睡眠のことについても、日中を含めたその人の1日の暮らしぶりを丁寧に見ていき、事細かに表現することで、全体を知ることができ、これまで考えが及ばなかったようなことにも気づけることがあるのです。

なお、スタッフの教育やケアの振り返りの方法の1つとして、事例検討が取

り入れられることが少なくありません。その際、事例提供者のストーリーがある程度できあがってしまっていて、限られた時間の中で参加したスタッフに質問を投げかけても意見が出てきにくいといったケースはないでしょうか？

　そこで、ぜひ管理者として心がけたいのは、スタッフみんなが自由な発想で試行錯誤しながら考え、活発に意見を述べ合えるような場や雰囲気をつくることです。そのように、スタッフが主体的に取り組み、活気ある躍動的な検討が行われるように、どのようにファシリテートすればよいか、情報をどう引き出していくか等について、日頃から問いかけていくことが管理者に求められているのではないでしょうか。

　また、スタッフが高齢者の特徴について理解していることは当然ですが、ナイトケアにおいては、高齢者の睡眠の特徴について理解しておく必要があります。ここまでの章でも述べてきたように、高齢者には成人と異なる特徴があります。高齢者自身や家族も理解していないことが多々ありますが、スタッフも「夜は眠るべき」「睡眠時間は○時間必要」などの先入観をもっていることがあります。療養者から「眠れない。○時間しか寝れない」という訴えがあったときに、どのように対応すればよいのか、高齢者の睡眠の特徴を理解している場合とそうでない場合とでは、全く違った対応となるでしょう。このような知識をスタッフがもてるようにすることもスタッフ教育という意味で管理者の重要な役割の１つであると考えます。

　このように、スタッフの思考性を育てることは、ケアの質の保障に直接つながってくることであるため、管理者の大変重要な役割になります。これは容易にできることではありませんが、常に試行錯誤しながら考え、取り組み続けていくことが大切です。

引用文献

1) 公益社団法人日本看護協会（2019）：病院看護管理者のマネジメントラダー 日本看護協会版, p. 6.
2) 鎌田ケイ子（2014）：失われた"看護"を求めて② "看護"の特質とは―看護が"看護"として働くために, 看護, Vol. 66, No. 12, p. 88-89.
3) 公益財団法人介護労働安定センター（2022）：令和３年度「介護労働実態調査」結果の概要について, p. 2. http://www.kaigo-center.or.jp/report/pdf/2022r01_chousa_kekka_gaiyou_0822.pdf
4) 前掲書3), p. 11.
5) 前掲書3), p. 3.
6) 前掲書3), p. 12.
7) 鳥羽研二他（2018）：系統看護学講座 専門分野　老年看護　病態・疾患論　第５版, p. 6, 医学書院.
8) 前掲書7), p. 8.
9) 日本看護協会（2019）：訪問看護および介護施設等の看護管理者研修プログラム, p. 1.

さくいん

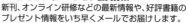

●日本看護協会出版会
メールインフォメーション会員募集
新刊、オンライン研修などの最新情報や、好評書籍の
プレゼント情報をいち早くメールでお届けします。

高齢者のナイトケア
生活の場を中心とした支援のポイントと実際

2023 年　4 月 20 日　　第 1 版第 1 刷発行　　　　　　　　　〈検印省略〉

編　　　著・尾﨑章子・坪井桂子

発　　　行・株式会社 日本看護協会出版会
〒 150-0001 東京都渋谷区神宮前 5-8-2　日本看護協会ビル 4 階
〈注文・問合せ／書店窓口〉TEL/0436-23-3271　FAX/0436-23-3272
〈編集〉TEL/03-5319-7171
https://www.jnapc.co.jp

装　　　丁・酒井奈穂

本文デザイン/印刷・壮光舎印刷株式会社

＊本著作物(デジタルデータ等含む)の複写・複製・転載・翻訳・データベースへの取り込み、および送信
　(送信可能化権を含む)・上映・譲渡に関する許諾権は、株式会社日本看護協会出版会が保有しています。
＊本著作物に掲載のURLやQRコードなどのリンク先は、予告なしに変更・削除される場合があります。